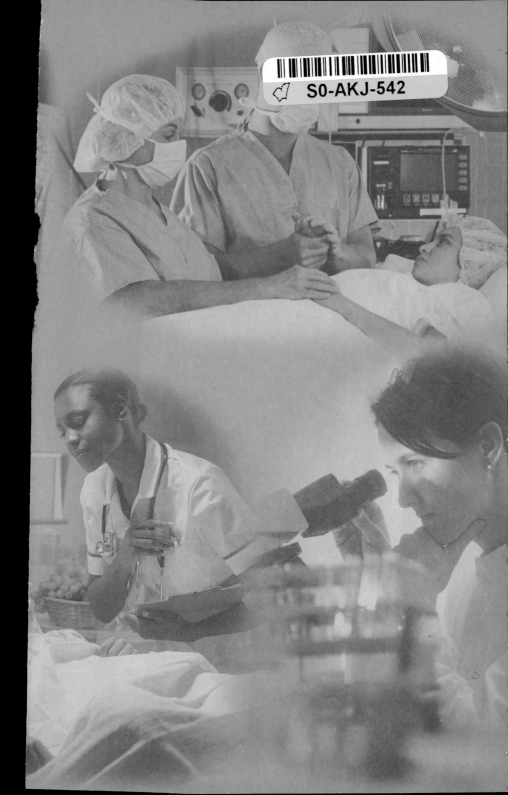

EMBARAZO Y PARTO

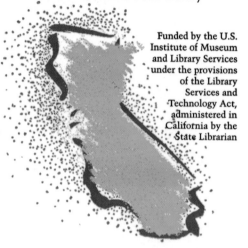

EMBARAZO Y PARTO

Dra. BERTA MARÍA MARTÍN CABREJAS

Copyright © EDIMAT LIBROS, S. A.
C/ Primavera, 35
Polígono Industrial El Malvar
28500 Arganda del Rey
MADRID-ESPAÑA

ISBN: 84-9764-375-5
Depósito legal: M-13931-2003

Título: Embarazo y parto
Autor: Berta Mª Martín Cabrejas
Coordinador de la colección: Pedro Gargantilla Madera
Ilustraciones: David Lucas
Impreso en: LAVEL

IMPRESO EN ESPAÑA – *PRINTED IN SPAIN*

A mis padres,
a quienes debo todo, y entre ello, ser ginecóloga.

A mi esposo,
por ser imprescindible en mi vida.

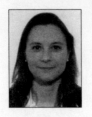

Dra. Berta María Martín Cabrejas

Licenciada en Medicina y Cirugía por la Universidad Complutense de Madrid.

Coautora de varios libros científicos y de numerosos trabajos de investigación. Asesora del área de ginecología del portal sanitario netdoctor.com. En la actualidad ejerce su especialidad en el Servicio de Ginecología y Obstetricia del Hospital General de Segovia.

ÍNDICE

INTRODUCCIÓN

Pocas experiencias marcan tanto la vida y el futuro de una mujer como el embarazo y el parto. Es un período de tiempo en el que la mujer percibe muchos cambios en su cuerpo y reflexiona sobre aspectos desconocidos o, por el contrario, ya vividos, pero con la certeza de que nunca son iguales.

El embarazo suele ser sinónimo de esperanza y futuro: hace que se produzcan ilusiones que no se ven hechas realidad hasta unos meses más tarde, mientras que la incertidumbre y las dudas aparecen.

Por todo ello, este libro quiere servir de guía para la paciente, para que conozca lo normal y lo patológico de un embarazo.

El saber proporciona seguridad y puede evitar riesgos inútiles. El embarazo es una experiencia que la mujer debe vivir con plenitud.

APARATO GENITAL FEMENINO

El aparato genital femenino consta de genitales internos y genitales externos y posee las siguientes estructuras:

- Dos ovarios.
- Dos trompas de Falopio.
- Un útero.
- Una vagina.
- Una vulva.

Todos ellos se ven influenciados por su código cromosómico y por las hormonas maternas, fundamentalmente los estrógenos.

Ovarios

Los dos ovarios se encuentran en la pelvis, colocados por detrás y a cada lado del útero y cumplen dos funciones importantes:

- Producción de óvulos para su fecundación.
- Producción de hormonas.

Su forma se asemeja a una almendra y son de color blanquecino-grisáceo. Su tamaño varía a lo largo de la vida, siendo más pequeños en las edades extremas y alcanzando unos 40 x 30 mm aproximadamente en el período fértil. Su superficie también se modifica con los años; así, en la pubertad, son lisos como una superficie nacarada, para luego volverse cada vez más rugosos debido a las continuas ovulaciones.

Cuando llega la menopausia, los ovarios son de tamaño reducido y su superficie se muestra con aspecto cicatricial y rugoso; han disminuido tanto que no son palpables en la exploración ginecológica normal.

Si los cortáramos transversalmente y a continuación los miráramos a través del microscopio, podríamos observar dos zonas claramente diferenciadas: una capa externa o cortical y una zona interna o medular. En la zona cortical se encuentra la dotación germinal que representa el número de folículos (futuros óvulos que se pueden fecundar), que varían con edad; así, por ejemplo, una recién nacida tiene en sus ovarios la increíble cifra de 350.000-550.000 folículos. Sin embargo, cuando llegue a la pubertad tendrá menos de la mitad, en torno a 250.000 folículos. Si los contáramos cuando cumpliera los 40 años, veríamos que se han reducido a unos 8.000-7.000 y se preguntarán: ¿dónde han ido a parar? Se explica más detenidamente en otro capítulo, pero adelantaremos que tan sólo unos 400 folículos llegan a la madurez, y que los restantes degeneran en formas inmaduras o se transforman en otro tipo de folículos. Es en esta capa también donde se secretan numerosas hormonas que son imprescindibles para mantener en funcionamiento el ciclo menstrual.

En la zona interna, en la capa medular, hay células de características muy similares a las que podríamos encontrar en los testículos de un varón, y que se cree que poseen la capacidad de secretar hormonas masculinas, desarrollándose fundamentalmente en determinados momentos de la vida como en el embarazo y la menopausia. Es en esta capa donde se localizan los vasos sanguíneos y los vasos linfáticos del ovario.

Trompas

Las trompas de Falopio son dos canales huecos que se encargan de comunicar los ovarios con el útero aunque realmente no llegan a mantener un contacto físico pero sí se sitúan muy cerca de ellos. Éste es uno de los motivos, como ya explicaremos en el capítulo correspondiente, por el cual se puede producir el embarazo ectópico, es decir, una gestación fuera del útero.

Las trompas de Falopio tienen un diámetro externo de 1 cm y uno interno de 1 a 4 mm. Es una cintilla de unos 12 cm de largo, en la que podemos observar diferentes zonas; la más ancha se encuentra cerca de los ovarios, como si de un pequeño «embudo» se tratara, extendiéndose con unas lengüetas que son las encargadas de capturar el folículo destinado a fecundarse. La parte opuesta de la trompa se introduce en la zona más alta del útero, poniéndolo así en comunicación continua.

La fecundación de un óvulo por un espermatozoide se produce en la trompa de Falopio. Esa zona más ancha, con las lengüetas y prolongaciones, capta al óvulo que se ha desprendido del ovario correspondiente, y tras ser transportado a lo largo de la trompa llega a la zona media de esa cintilla frágil y móvil. Unión que tras un tiempo mínimo deberá ser movilizada hacia la cavidad uterina para que se continúe el desarrollo de esa nueva vida.

Útero

El útero es a menudo denominado matriz. Ésta es una palabra sinónima pero que no emplearemos a lo largo de este libro. Es un órgano único situado en la pelvis, que se relaciona en su cara anterior con la vejiga y en su pared posterior toma contacto con el recto. Se comunica con la vagina a través del orificio cervical o del cuello del útero. Su misión más importante es albergar en su interior el futuro hijo. Tiene forma de pera aplanada, y sus dimensiones varían con la edad, como sucede con el resto de los componentes genitales. Otro factor que influye en su tamaño es el hecho de haber tenido o no embarazos previos.

Así, durante las primeras semanas de vida mide en torno a 3-5 cm de longitud; después, debido a la falta de estímulo estrogénico en los primeros años y hasta unos años antes de la pubertad se reduce, midiendo tan sólo 2-3 cm. A los siete años comienza a crecer, hasta alcanzar en la pubertad entre 5 y 8 cm de longitud, y unos 3-4 cm en su diámetro transverso. Esta morfología se mantendrá de manera similar hasta que se produzca un embarazo, para, posteriormente, con la llegada de la menopausia, reducirse nuevamente por la ausencia de hormonas. Su peso en edad fértil oscila entre 75 y 100 g.

Podemos distinguir en él dos partes que conviene saber diferenciar:

- Cuerpo uterino.
- Cuello uterino.

El cuerpo uterino es la zona superior y más ancha, encargada de acoger el óvulo fecundado, y donde se desarrolla el embarazo propiamente dicho.

El cuello del útero posee una zona accesible desde la vagina, en la cual se puede ver el orificio que comunica el interior del cuerpo uterino con el exterior, desembocando en la vagina. Adopta distintas formas dependiendo de si la mujer ha tenido un parto normal, o si no ha tenido hijos, o los ha tenido con cesárea. Suele medir de 2,5 a 3 cm, lo que está condicionado por múltiples factores. El cuello del útero es la porción en forma de cilindro en la que acaba el cuerpo uterino y en la que se distinguen dos orificios: uno externo, que es el que se ve a través de la vagina, y otro interno, llamado orificio cervical interno, que se podría ver desde el interior del cuerpo uterino. Se comunica en la zona superior con las trompas y está constituido por tres capas diferentes de tejido, todas ellas adaptadas a funciones específicas. De dentro a fuera encontramos el endometrio, el miometrio y la capa serosa.

El endometrio es una mucosa que presenta cambios regulares a lo largo del ciclo menstrual y que sirve de «nido» para el ovocito fecundado, o bien, si esto no se produce, es la parte del útero que se descama cada mes y origina un sangrado más o menos abundante.

El útero es un órgano diseñado para albergar un embrión que irá creciendo y ocupará día a día más espacio, lo que se puede conseguir gracias al miometrio, que es un tejido compuesto de fibras musculares muy especiales que van a permitir la distensión gradual de la pared del útero y van a ser las causantes de algo tan importante para la vida humana como son las contracciones que se llevan a cabo en el parto. Por este motivo, es la capa más voluminosa del útero, que alcanza un espesor de hasta 2 cm.

Por último, la capa serosa es una fina lámina que recubre al útero en toda su extensión.

Vagina

Es el conducto hueco que pone en comunicación el aparato genital interno con el externo, es decir, la cavidad uterina con la vulva. Sus dimensiones varían entre 8 y 12 cm de longitud y forma un canal hasta localizarse en torno al orificio cervical externo; ésta es su zona más ancha. Este canal se dirige hacia arriba formando un ángulo de 70 a 75° con la horizontal de su base. En la vagina podemos distinguir dos caras, una anterior y otra posterior; estas capas, en estado de reposo, están en contacto. El ancho de la vagina es variable y permite el paso de la cabeza fetal que normalmente mide cerca de 10 cm. En el canal vaginal se observan unos pliegues en posición transversal u oblicua. Si miráramos la vagina a través del microscopio observaríamos tres capas, de fuera a dentro: una más consistente que hace de fascia y que pone en relación la pared anterior con la uretra y la zona inferior de la vejiga; por detrás esta capa se relaciona con el recto. Por dentro, y ocupando la capa media, se encuentran fibras musculares, que se disponen a su vez en dos capas: la externa, que se forma con fibras musculares que se disponen en haces longitudinales, y una capa muscular, en que las fibras se colocan de manera circular en torno a toda la pared vaginal. Por último, la mucosa vaginal es la que recubre a los pliegues y la vagina por dentro.

Genitales externos

Se deben distinguir en ellos los siguientes elementos:
- Monte de Venus o pubis.
- Labios mayores.
- Labios menores o ninfas.
- Clítoris.
- Vestíbulo.
- Himen.

Monte de Venus

Conocido habitualmente por pubis, se encuentra al final del abdomen, tiene forma triangular y está situado encima de la zona anterior de los huesos que constituyen la pelvis. Esta región está recubierta por vello espeso y rizado a partir de la pubertad, en que aparecen además glándulas sudoríparas y sebáceas. Está asentado sobre una capa de tejido graso.

Labios mayores

Son dos pliegues cutáneos que rodean la terminación de la vagina. Siguiéndolos hacia su zona superior llegamos al monte de Venus, y hacia la región posterior se unen cerca del ano. Están cubiertos por vello, pero no es tan abundante como en el pubis. En ellos se localizan numerosas glándulas sudoríparas y sebáceas.

Labios menores o ninfas

Son dos pliegues cutáneos desprovistos de folículos pilosos. Engloban el clítoris y rodean la desembocadura de la vagina; es lo que se denomina la horquilla perineal. Es un tejido rico en glándulas sebáceas.

Clítoris

Es el equivalente del pene, ya que es un órgano que contiene numerosos vasos sanguíneos con capacidad eréctil, tal y como sucede con el pene. En el clítoris se localizan abundantes terminaciones nerviosas, que son las responsables de conducir las sensaciones de la excitación sexual. Situado debajo de los labios menores en su zona superior, y a mitad de camino entre los labios mayores, está constituido por dos raíces, un tronco y un glande. El tronco y el glande tienen una longitud aproximada de 2 cm, y menos de 1 cm de diámetro. Las dos raíces localizadas en la base del clítoris están compuestas de tejido eréctil y constituyen la mitad de la longitud total del clítoris.

Himen

Es una membrana mucocutánea compuesta de piel y de mucosa, que sirve de límite entre la vulva y la vagina. Su forma y tamaño varían, dependiendo de las relaciones sexuales, así como de la existencia o no de partos. Las carúnculas son los pequeños y variables restos de himen que quedan tras la rotura mediante el coito y los partos.

RECUERDE

- En el útero podemos distinguir dos partes que conviene saber diferenciar: el cuerpo uterino y una porción inferior denominada cuello uterino.
- Las dimensiones de la vagina varían entre 8 y 12 cm de longitud y forma un canal hasta localizarse en torno al orificio cervical externo que es la zona más ancha.
- Las trompas de Falopio tienen un diámetro externo de 1 cm y uno interno que mide entre 1 y 4 mm, y alcanzan los 12 cm de largo; comunicando con el cuerpo uterino en una posición lateral.
- Los genitales externos están compuestos por el monte de Venus o pubis, labios mayores, labios menores o ninfas, clítoris, vestíbulo e himen.
- El clítoris es el equivalente del pene que contiene numerosos vasos sanguíneos y tiene capacidad eréctil, tal y como sucede con el pene.

SABÍA USTED QUE...

- La menstruación es un fenómeno que tan sólo sucede en algunos de los primates. Únicamente las hembras de los grandes monos, los monos que existen en Europa y las mujeres tienen la menstruación; el resto de los mamíferos no la padecen.

FECUNDACIÓN HUMANA

¿Qué es la fecundación?

El desarrollo humano se inicia con la fecundación. Se trata de un proceso biológico en el cual un gameto masculino (espermatozoo) se une a un gameto femenino (oocito), para formar una célula que se llama cigoto. Los espermatozoides se producen en los testículos y se expulsan con la eyaculación, mientras que los oocitos se maduran en los ovarios, y son mensualmente eliminados, cuando no hay fecundación, mediante la menstruación. Un cigoto es una célula que contiene cromosomas y genes que derivan de la madre y del padre.

¿Dónde se lleva a cabo la fecundación?

El lugar en el que se produce la fecundación es en la zona más ancha y más larga de la trompa de Falopio. Para que se produzca la correcta unión entre los gametos, los espermatozoides han tenido que librar numerosas barreras físicas y químicas desde su salida del pene hasta llegar a las trompas de Falopio. Una vez que los espermatozoides son depositados en la vagina, nadan hacia el orificio cervical en busca del gameto femenino. La primera barrera que deben salvar es el moco que ocupa el canal del cuello uterino. La consistencia y las características del moco cervical varían a lo largo del ciclo, siendo la más favorable para la fecundación en los días periovulatorios. En el momento del coito se producen pequeñas contracciones uterinas que, junto con la movilidad de los espermatozoides, ayudan a que se produzca el ascenso hacia la cavidad uterina y, posteriormente, hacia las trompas.

Los espermatozoides pueden permanecer en el cuello uterino un máximo de 72 horas. El paso por el cuello del útero y el contacto con el moco cervical es fundamental para que el espermatozoide pueda fecundar el oocito. Por su parte, el oocito ha sido madurado en el ovario, y tras un estímulo hormonal es expulsado hacia las trompas, produciéndose así la ovulación. A los dos o tres minutos de la ovulación, el oocito se encuentra en la región de la trompa más próxima al ovario, la región ampular. La trompa tiene unos «pelitos» que movilizan el oocito, y posteriormente el óvulo fecundado, hacia el interior del útero.

¿Qué es el óvulo?

Aunque la palabra óvulo se utiliza con mucha frecuencia como sinónimo de gameto femenino, el óvulo es la unión de los gametos cuando el espermatozoide ha fecundado el oocito, formando el cigoto. El óvulo es transportado a través de la trompa hacia el útero, durante tres días aproximadamente. Si durante ese proceso el óvulo se detiene en la trompa, se producirá lo que se conoce como embarazo ectópico.

Durante el tiempo que se encuentra el óvulo en la trompa, la mucosa uterina se prepara para acoger el fruto de la concepción. Una vez que el espermatozoide ha conseguido entrar en el oocito, comienza la división celular; la expresión de los genes humanos se inicia entre la fase de cuatro y ocho células.

¿Cuánto tiempo tiene el oocito para ser fecundado?

Se estima que, desde que es transportado a la trompa en las 12-24 horas siguientes, el oocito es receptivo a los espermatozoides y se puede producir la formación del óvulo.

Este período varía en las técnicas de reproducción asistida, en que puede durar algo más de un día. La mayoría de los embarazos se produce cuando el coito tiene lugar en el intervalo de los tres días que preceden a la ovulación.

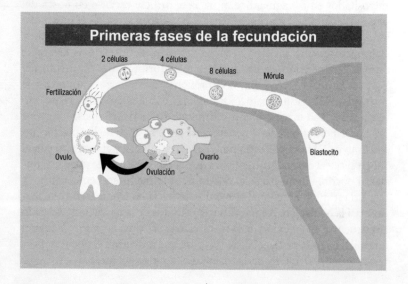

Primeras fases de la fecundación

Fertilización — Ovulo — Ovulación — Ovario — 2 células — 4 células — 8 células — Mórula — Blastocito

¿Cuándo llega el fruto de la fertilización al útero?

Desde que se produce la ovulación hasta que el oocito es fecundado y llega a la cavidad uterina pasan tres días.

Cuando el embrión llega al útero consta de ocho células que rápidamente se multiplican.

¿Qué es un blastocito?

Es un embrión formado por 30 a 200 células y que no está implantado en la cavidad uterina; es decir, «flota» en el útero en espera de encontrar un lugar donde anidar, que suele ser en la zona superior del útero.

La implantación es el proceso por el cual el embrión se adhiere a la pared uterina y contacta con la circulación sanguínea, para iniciar la formación de lo que será la placenta.

¿Cuánto tiempo transcurre hasta que se produce la implantación del embrión?

Desde que el oocito es fecundado hasta que comienza la implantación embrionaria en la pared uterina transcurren de cinco a siete días; es decir, el embrión se encuentra libre en la cavidad uterina durante dos o tres días después de su entrada en el útero. Si se relaciona con el ciclo menstrual estaríamos en el día 18-19 del ciclo. Esto es importante, porque a menudo la implantación del embrión provoca un escaso sangrado vaginal que se puede confundir con una menstruación y llegar a retrasar el diagnóstico del embarazo. Para que tenga lugar la implantación del embrión en la pared del útero debe producirse una serie de cambios y transformaciones en la mucosa que recubre al útero, el endometrio. Si estos cambios no van al unísono con las etapas del embrión y su desarrollo celular, la implantación no puede tener lugar. El endometrio sólo es receptivo unos días; si no se consigue implantarlo durante ese tiempo, se perderá el fruto de la fertilización.

La placenta se forma dos semanas después de la ovulación, para lo cual intervienen numerosos procesos químicos que facilitan la convivencia de dos seres con información genética diferente en perfecta armonía.

La fase embrionaria comprende desde este momento hasta la semana 12 de gestación. Posteriormente tendremos que hablar de etapa fetal.

¿Cuándo se produce un test de embarazo positivo?

El test de embarazo puede dar positivo a partir de 17 días de la fertilización, lo que se corresponde con tres o cuatro días de falta de menstruación.

RECUERDE

- El oocito puede ser fertilizado por los espermatozoides de 12 a 24 horas tras la ovulación.
- La mayoría de los embarazos se produce cuando el coito tiene lugar en el intervalo de los tres días que preceden a la ovulación.
- Un blastocito es un embrión que puede oscilar entre 30 y 200 células, y que no está implantado en la cavidad uterina.
- La implantación es el proceso por el cual el embrión se adhiere a la pared uterina y contacta con la circulación sanguínea para iniciar la formación de la placenta. Suele implantarse en la pared posterior y en la zona superior del útero.
- El óvulo es el oocito fertilizado; es decir, es el inicio de una vida.

SABÍA USTED QUE...

- Son necesarios 72 días aproximadamente para la correcta producción de los espermatozoides. Los espermatozoides son almacenados en el epidídimo antes de la eyaculación. El epidídimo se localiza sobre los testículos; la función de almacenaje permite la posibilidad de eyaculaciones repetidas. Para que los espermatozoides se mantengan funcionantes en el epidídimo se necesita una hormona llamada testosterona, y una temperatura adecuada de los genitales externos masculinos.
- Es posible encontrar espermatozoides en las trompas de Falopio cinco minutos después de haberse depositado el semen en la vagina.
- La palabra gameto deriva del griego *gamete,* que significa esposo.
- El oocito es la célula de mayor tamaño y se puede ver sin microscopio.

CONSULTA PRECONCEPCIONAL

¿Cuál es el objetivo de la consulta preconcepcional?

Está encaminada a promover la salud de la madre y de sus hijos.

Se basa en fomentar los hábitos saludables, valorar el riesgo reproductivo, dar incluso un consejo genético si es preciso, y en iniciar las medidas que sean necesarias según el análisis del riesgo descubierto en cada caso.

¿Qué beneficios se obtiene de este tipo de consulta?

La paciente puede conocer si cumple determinadas características para que su salud y la del bebé sean óptimas.

Una vez valorados los factores indicadores de riesgo se instaurará una acción para su prevención. Si la asistencia comienza antes del embarazo puede ayudar a preparar a la mujer, y a su familia, para la gestación, el nacimiento, y los posteriores cuidados que se requieran, después del parto, tanto la paciente como el bebé. Es un excelente momento para conocer los hábitos y aspectos de su estilo de vida que debería cambiar para una buena gestación.

¿Por qué es tan importante acudir a esta consulta antes de saber que existe embarazo y no después?

La formación de los órganos del bebé se lleva a cabo antes de que la mujer sepa que está embarazada, por lo que si la paciente tuviera alguna enfermedad importante, llevara un tratamiento farmacológico o estuviera sometida a una exposición ambiental, o si su estilo de vida incluyera hábitos no saludables, tales circunstancias podrían ser fatales para el desarrollo de ese pequeño embrión. Estos peligros se evitarían, en parte, si la mujer planifica sus embarazos y tiene una asistencia médica de tipo preventivo.

¿A qué consultas preventivas debe acudir la mujer que desee un embarazo?

Todo dependerá de la organización sanitaria instaurada en las distintas comunidades. Fundamentalmente se pueden realizar en tres tipos de consultas:

• Consultas exclusivas para el período pregestacional donde la población atendida acude procedente de consultas generales por patología materna de gravedad que precisa consejo sobre el embarazo.

• Consultas de ginecología general, donde el médico contestará a todas las dudas, detectará los riesgos e iniciará la prevención.

• Consultas del médico de atención primaria. Se identificará a la paciente de riesgo y se llevarán a cabo los objetivos de consultas preconcepcionales.

¿Cómo se pueden evaluar los riesgos que sufrirá la paciente en un hipotético embarazo?

Es muy importante la historia clínica de la paciente. Gracias a esta información se consigue detectar el posible riesgo de un embarazo. De la salud que existiera antes de la gestación dependerá la salud durante el embarazo y su resultado. Se le realizará una serie de preguntas para averiguar sus enfermedades, las de sus padres y familiares próximos, si ha tenido o no previamente algún embarazo, los hábitos tóxicos, el tipo de trabajo... En la tabla I se exponen las enfermedades crónicas que se pueden beneficiar de la consulta preconcepcional.

También se deben estudiar los antecedentes familiares, tales como malformaciones, alteraciones de la sangre, casos de retraso mental…; es decir, cualquier problema que se pueda heredar.

TABLA I
ENFERMEDADES CRÓNICAS QUE SE PUEDEN BENEFICIAR DE LA CONSULTA PRECONCEPCIONAL

• Enfermedades pulmonares: asma.

• Diabetes mellitus.

• Epilepsia.

• Enfermedades del tiroides.

• Enfermedades renales.

• Enfermedades cardíacas.

• Enfermedades infecciosas: hepatitis, SIDA, sífilis, tuberculosis...

• Enfermedades de la sangre: hemofilia, alteración de la coagulación...

• Enfermedades mentales.

En la tabla II se presentan los factores psicosociales y hábitos que se deben investigar para valorar el riesgo de problemas en la gestación.

TABLA II
FACTORES PSICOSOCIALES QUE SE DEBEN INVESTIGAR EN UNA CONSULTA PREGESTACIONAL

- Hábito tabáquico.
- Consumo habitual de alcohol.
- Consumo de drogas.
- Ejercicio físico.
- Tipo de alimentación.
- Contacto con animales.
- Actividad profesional.
- Posibles tóxicos medioambientales.
- Estado civil.
- Estabilidad emocional y estrés diario.
- Apoyo familiar y social.
- Deseo de embarazo en los próximos meses.

¿Se deben solicitar pruebas de laboratorio en este tipo de consulta?

Existen pruebas complementarias, la mayoría mediante análisis de sangre, que parece ser que están indicadas; sin embargo, habrá que actuar de acuerdo con los antecedentes personales y familiares de cada paciente.

Entre estas pruebas se encuentran las siguientes: análisis de sangre elemental para determinar si existe anemia, alteración de los glóbulos blancos (encargados para la defensa), plaquetas (intervienen en la coagulación de la sangre), así como conocer el grupo sanguíneo, determinar la cifra de glucosa en sangre y en la orina, un análisis de sangre específico para conocer si se tienen defensas frente a enfermedades como la rubéola, hepatitis, o bien detectar si se han padecido enfermedades como sífilis, toxoplasmosis (enfermedad que pueden transmitirla los gatos) o VIH.

¿Qué otras exploraciones se llevan a cabo en esta consulta?

Aparte de realizar un reconocimiento físico general, también se explorarán las mamas y el aparato genital y se hará una citología del cuello del útero. Se pesará y medirá a la mujer, y se le tomará la tensión arterial y la frecuencia del pulso.

¿Qué es una citología del cuello del útero?

Consiste en, a través de un mínimo contacto con el cuello del útero, obtener células para detectar si existe o no una alteración. Se realiza cuando la mujer inicia relaciones sexuales y se repetirá periódicamente a lo largo de su vida con el único objetivo de detectar precozmente lesiones o alteraciones precancerosas del cuello del útero.

RECUERDE

- A la consulta preconcepcional se debe acudir, como su propio nombre indica, antes de estar embarazada.
- Esta consulta pretende promover la salud detectando factores de riesgo y poniendo soluciones a los problemas.
- Que la formación de los órganos del embrión se realiza antes de que la paciente sepa que está embarazada, con los riesgos que eso supone.
- La consulta consiste en preguntas, exploraciones y pruebas, que generalmente se resumen en un análisis de sangre.
- Es en esta consulta donde la mujer pregunta todo aquello que dude en relación con el embarazo y su situación en particular.

MODIFICACIONES DEL CUERPO DURANTE EL EMBARAZO

Desde el inicio de la fecundación el cuerpo se irá transformando. En este capítulo estudiaremos estos cambios teniendo presente que el bebé es el que se va a apoderar de todo lo que precise para su crecimiento, aunque sea en perjuicio de la madre. Esta serie de fenómenos adaptativos no sólo se dan internamente, sino que se pueden objetivar al explorar a la gestante, incluso aportando datos que determinen el embarazo aun sin conocimiento de ella.

¿Qué cambios se producen en los órganos genitales y en las mamas?

El útero empieza a crecer paulatinamente, lo que aumentará su peso de 60 g antes de la concepción, a 1.000 g al final del embarazo. Así mismo, la capacidad del útero, cuando no existe embarazo, es de 10 ml, y al final de la gestación puede alcanzar los 5.000 ml, lo que, a veces, puede producir molestias en las ingles debido al estiramiento de los ligamentos que lo sujetan. Es un órgano que desarrolla una intensa musculatura para poder expulsar al feto en el momento del parto. Por otro lado, el cuello del útero también sufre modificaciones, debidas, sobre todo, al incremento de sangre.

El ovario también sufre transformaciones muy importantes, sobre todo en la primera fase del embarazo. Durante el embarazo, lógicamente, no existen fenómenos de ovulación. Uno de los dos ovarios va a formar una especie de quiste que va ser el encargado de realizar la función de la placenta hasta que ésta sea madura; eso sucede entre las semanas ocho y doce de gestación y se denomina cuerpo lúteo. En la vagina se producen signos propios del embarazo debido al incremento de sangre que hace que la vagina se torne violácea y de consistencia muy blanda, lo que es muy importante para aportar elasticidad en el momento del parto.

En el embarazo el flujo vaginal es más intenso y blanquecino, sobre todo al final. En cuanto a las mamas, los cambios son más evidentes en las primíparas. La embarazada suele padecer dolor coincidiendo con la falta de la segunda menstruación. A lo largo del embarazo verá cómo va aumentando su tamaño, cómo se intensifica el color del pezón y éste se

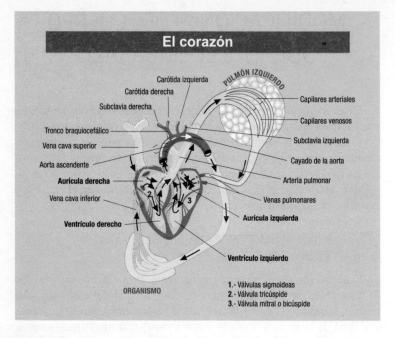

El corazón

ORGANISMO

1.- Válvulas sigmoideas
2.- Válvula tricúspide
3.- Válvula mitral o bicúspide

hace mayor, siendo más sensible al tacto. Así mismo, la zona que lo rodea, que también está coloreada y que se denomina areola mamaria, se oscurece y puede exponer unas pequeñas elevaciones que no son otra cosa que glándulas sebáceas que aumentan de tamaño. En ocasiones, se puede observar un líquido blanquecino-amarillento (calostro) a partir de la segunda mitad del embarazo.

¿Hay cambios en el corazón y los pulmones?

Sí, pero si se goza de buena salud no hay ningún problema. Los más importantes son los siguientes:

• El tamaño del corazón aumenta, y se produce una elevación del mismo y un giro hacia la izquierda, lo que se puede observar mediante radiografía del tórax y electrocardiograma.

• La frecuencia cardíaca aumenta, es decir, el corazón va a mayor velocidad. El gasto cardíaco es la cantidad de sangre que bombea el corazón por minuto, y ese gasto cardíaco aumenta en la embarazada entre un 30 y un 40%. Esto significa que el corazón de una gestante trabaja más.

• La tensión arterial se modifica y al inicio del embarazo la tendencia es a la hipotensión, es decir, cifras de tensión arterial bajas.

• Aparecen varices en las piernas en el 50% de las mujeres, lo que es debido a que el útero, cuando alcanza un tamaño considerable, presiona venas muy importantes (vena cava) que son las encargadas de llevar la sangre de la mitad inferior del cuerpo hasta el corazón. Las varices pueden ser externas, como las de las piernas, o internas, como en el caso de las venas cercanas al ano, que son las que producen las hemorroides.

• Pueden aparecer mareos acompañados de sudoración y taquicardia, cuando se tumba boca arriba, sobre todo al final del embarazo. La causa es la compresión que ejerce el útero sobre la vena cava, lo que se resuelve colocando a la mujer tumbada del lado izquierdo.

En la respiración la gestante puede presentar los siguientes cambios:

• Al inicio del embarazo se respira más profundamente.

• Las costillas, que son las encargadas de proteger la caja torácica, en la no embarazada marcan una dirección diagonal; en el embarazo, debido al aumento del útero, pasan a tener una disposición más horizontal.

• Cuando respiramos queda una cantidad de aire retenida en nuestros pulmones que no expulsamos. Pues bien, en el caso de la embarazada esa cantidad es menor.

¿Qué modificaciones sufre la embarazada desde un punto de vista digestivo?

El aparato digestivo incluye también la cavidad oral. El embarazo no está asociado a una mayor frecuencia de caries; además, si aparecen a lo largo del mismo, no existe razón alguna para no acudir al dentista. Lo que se puede producir con frecuencia es un sangrado de las encías cuando se cepilla los dientes; incluso, a veces, se puede llegar a observar inflamación en forma de nódulos a lo largo de toda la encía, que tras el parto se resolverá.

Si existe alguna dolencia típica son las náuseas y vómitos que se suelen producir en las primeras horas del día. Suelen aparecer en la sexta semana y desaparecer alrededor de la semana 12 de forma espontánea. Esta patología se produce tanto por cuestiones hormonales como por motivos emocionales. Otros síntomas digestivos son el estreñimiento y, en los últimos meses, la acidez de estómago, muy acusada después de las comidas.

¿Hay cambios en los riñones y en la vejiga?

Los riñones crecen hasta un centímetro en la embarazada, debido al aumento de sangre que circula por ellos. El crecimiento del útero va a

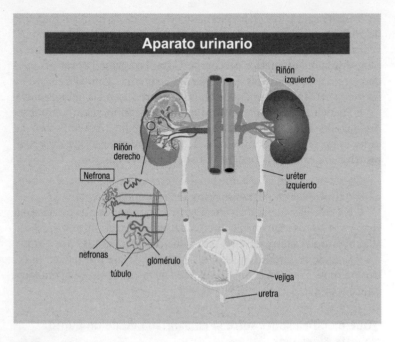

Aparato urinario

Riñón izquierdo

Riñón derecho

Nefrona

uréter izquierdo

nefronas

glomérulo

túbulo

vejiga

uretra

ocasionar presión sobre los conductos que comunican los riñones con la vejiga, llamados uréteres; este hecho va a provocar retención de orina cerca del riñón, lo que puede producir cólicos renales. El útero no sólo va a comprimir los riñones, sino también la vejiga, lo que provoca necesidad de orinar con mayor frecuencia, sobre todo al inicio y al final del embarazo.

¿Qué otras modificaciones se pueden producir?

La disposición de la columna vertebral va cambiando según el crecimiento del útero; la mujer modifica la inclinación al caminar o al estar sentada, lo que va a ocasionar dolores de espalda. Las articulaciones de la pelvis también van a «distenderse» ligeramente causando dolor. Es muy frecuente que aparezcan calambres en las manos, pies y piernas, sobre todo por la noche y en el tercer trimestre.

La piel sufre cambios, algunos de ellos irreversibles. Más del 90% va a observar la aparición de estrías en el abdomen, los muslos y las mamas, primero rojizas y que luego se tornarán blancas.

La mayoría de las mujeres refieren una coloración marrón oscura de la cara y de la zona cercana al pezón, pigmentación que aumenta con el sol. Se ha observado que pueden aparecer más lunares, y los que existían previamente, crecer a lo largo del embarazo.

Hay mujeres que durante los nueve meses sufren un crecimiento del cabello, y otras ven cómo se les cae; después del parto todas sufren caída evidente; esta situación volverá a su estado previo en uno o dos años.

Por otro lado, las mujeres embarazadas tienen las palmas de las manos enrojecidas, y sudan más por todo el cuerpo. Todos los cambios cutáneos son debidos al incremento de las hormonas.

RECUERDE

- La embarazada puede marearse cuando está tumbada, por compresión del útero sobre la vena cava, evitando que llegue la sangre al corazón para oxigenarse. Esto se previene si se coloca del lado izquierdo.
- Las náuseas y vómitos son característicos al inicio del embarazo y en la mayoría de los casos desaparecen alrededor de la semana 12 de gestación. Se cree que se debe a alteraciones hormonales y a situaciones emocionales especiales.
- En una embarazada el corazón y el riñón crecen de tamaño; la cantidad de sangre que manejan es alrededor de un 40% superior.
- Los pezones se hacen más protuberantes, se oscurece su color e, incluso, se visualizan pequeños nódulos que son glándulas sebáceas.
- La caries no es un proceso asociado al embarazo. La gestación no es causa para abandonar la higiene bucal y se puede acudir al dentista.

SABÍA USTED QUE...

- La cantidad de sangre que llega al útero aumenta de 20 a 40 veces durante el embarazo.
- En la embarazada se pueden escuchar soplos cardíacos que desaparecerán tras el parto y que son consecuencia de los cambios producidos en el corazón a lo largo del embarazo.
- Una embarazada sufre con frecuencia sangrados por la nariz como consecuencia de las hormonas que se elevan durante la gestación. Es frecuente que tenga congestión nasal y moqueo constante debidos a la acción de las hormonas.
- Las embarazada producen mayor cantidad de saliva.

ALIMENTACIÓN MATERNA DURANTE EL EMBARAZO

Durante el embarazo y la lactancia aumentan los requerimientos energéticos, así como la cantidad necesaria de proteínas, minerales y vitaminas. Independientemente de los cambios normales, la madre debe tener una alimentación adecuada para atender a las exigencias que permite que el feto crezca correctamente. Después del parto, si la mujer ha optado por la lactancia natural, tendrá que tener una alimentación lo suficientemente rica en vitaminas y minerales para soportar la producción de leche entre 500 y 700 ml al día.

Desde el principio del embarazo la dependencia fetal al organismo materno es total. Todos los nutrientes que recibe el feto provienen de la madre, atravesando el filtro de la placenta. Aquellas mujeres que previamente seguían una dieta rica y completa en cada uno de los nutrientes esenciales, tienen muy pocas posibilidades de sufrir algún problema en relación con la nutrición fetal. La embarazada incrementa el requerimiento energético en unas 300 kcal /día en el embarazo, y en 500 kcal en la lactancia.

Durante los nueve meses se va ganando peso. Sin embargo, no sólo es el feto lo que hace que éste se incremente. Si una gestante realiza la misma actividad que mantenía antes del embarazo debe incrementar su peso habitual en unos 11 o 12 kg. La mayoría de las que engordan dicha cantidad, recuperan su peso habitual en los seis meses posteriores al parto.

Componentes	Valor medio (g)	Valor mínimo (g)	Valor máximo (g)
Feto	3.500	2.500	4.000
Placenta	600	400	900
Útero	900	900	900
Líqu. amniótico	800	500	1.100
Mamas	500	400	600
Vol. sanguíneo y de los tejidos	3.000	2.100	3.500
Depósitos grasa	1.600	Disminución	> 1.600
Total	11.000	< 6.800	>12.500

El peso que la mujer va adquiriendo podría estar justificado por los parámetros que aparecen en la tabla anterior.

Las mujeres con sobrepeso antes del embarazo, ingieren de forma espontánea menos calorías que aquellas que son delgadas. Este hecho hace que la ganancia de las gestantes con sobrepeso sea inferior a la de las delgadas. Los depósitos de grasa de las mujeres que mantienen una dieta baja en calorías son agotados sin ninguna reticencia por el feto, que, en su afán de nutrirse, hace que los balances de grasa maternos sean negativos.

Se sabe de la diferencia de pesos que existe entre hijos de madres con sobrepeso y los de las de peso normal; los primeros tienen un peso superior a los hijos de madres delgadas, a pesar de ingerir dietas con menor número de kilocalorías que las primeras. El peso del recién nacido es tanto mayor cuanto mayor es el peso materno, la altura y el llamado índice de masa corporal, antes del embarazo. El índice de masa corporal es el resultado de una ecuación en la que se divide el peso expresado en kg, entre la altura expresada en centímetros al cuadrado, es decir:

$$IMC = peso \ (kg)/altura^2 \ (cm)$$

Esta fórmula es utilizada para determinar si la persona es obesa o no. Un IMC mayor de 30 indica obesidad. Las diferencias entre una gestante que partía de una situación de sobrepeso y una que era delgada previamente serían las siguientes:

- Las obesas darían a luz por lo general recién nacidos de mayor peso.
- En las delgadas existiría mayor incremento de peso materno en relación con las obesas.
- Las delgadas ingieren por lo general a lo largo del embarazo un mayor número de kilocalorías que las obesas, entre 150 y 175 kcal menos.
- Se ha observado más grasa subcutánea en las embarazadas delgadas.

La ganancia de peso en el embarazo pone de manifiesto que existe una buena ingesta de calorías para garantizar el crecimiento fetal y las necesidades de la madre, aunque esto no indique necesariamente una buena alimentación materna. En nuestro país la mayoría de las embarazadas están bien nutridas y mantienen una dieta sana y variada a lo largo de todo el embarazo, alcanzando así el aporte necesario de los nutrientes para el futuro bebé. El factor que más influye en el peso del recién nacido es el estado nutricional materno previo al embarazo, y para que se vea afectado el crecimiento fetal deben realizarse importantes transgresiones alimenticias en la madre. El embarazo es un buen momento para indicar a la mujer cuáles son los hábitos alimentarios más saludables. Estos consejos son los siguientes:

- Leche y derivados lácteos:

La embarazada debe consumir como mínimo diariamente medio litro de leche. En caso de sobrepeso se deben consumir productos desnatados. Si no tolera la leche, ésta se puede sustituir por yogures o queso desgrasado. Si se decide la lactancia natural, el mínimo no varía. En caso de intolerancia a la leche y derivados, puede ser necesario un suplemento con calcio exógeno a razón de 400-600 mg/día.

- Huevos:

Su consumo no tiene por qué variar si la paciente estaba realizando previamente una dieta adecuada. El consumo semanal de dos a cuatro huevos es correcto; una cantidad mayor podría incrementar el colesterol.

- Legumbres:

Son ricas en energía, con grandes beneficios dietéticos. En el embarazo y en la lactancia, se debe incrementar su consumo, restringiendo las grasas.

- Carnes:

Se recomienda mantener el mismo nivel de consumo en el embarazo y la lactancia en carnes a la plancha y pobres en grasas. Si se quiere sustituirlas, se hará por huevos o por pescado. Evitar salchichas o hamburguesas, así como embutidos y fiambres con composición variable.

- Pescados y mariscos:

Basta con ingerirlos regularmente en las comidas principales variando entre huevos y carne. El pescado azul es igual de recomendable que el pescado blanco; su principal ventaja sobre la carne es que, aportando una cantidad similar de proteínas, vitaminas y minerales, tiene menos calorías.

- Verduras y hortalizas:

Se incrementará su consumo en el embarazo y la lactancia. Las vitaminas y minerales que portan las convierten en un alimento insustituible.

- Cereales, pan, arroces y pasta:

Deben ser la base fundamental de la alimentación de la embarazada. Se recomienda que los cereales y el resto de los hidratos de carbono constituyan el 50% de la energía de la dieta. Hay que evitar los alimentos muy refinados y consumir cantidades variables de alimentos integrales y ricos en fibra.

- Frutas:

Ingestión diaria obligatoria de varias piezas. Aportan una abundante cantidad de vitaminas tales como B y C.

- Embutidos y patés:
Consumo restringido porque contienen grasas saturadas.
- Quesos:
Son una fuente importante de grasas de origen animal, sobre todo los curados y los de untar. Son una manera de sustituir a la leche, pero deberán ingerirse sobre todo aquellos pobres en calorías y ricos en calcio.
- Pastelería:
Evitar su consumo, sobre todo de los que se producen industrialmente, debido a su composición variable de grasas.
- Azúcar:
Nunca debe superar el 10% de la dieta diaria.
- Aceite y grasas:
Se recomienda la disminución del consumo de aceites y grasas primando en la dieta aceites preferentemente de oliva o girasol y evitar las grasas animales. La mayonesa está totalmente prohibida.
- Alcohol:
Se recomienda la supresión total de este producto.

Si se llevan a cabo todas estas recomendaciones se aseguraría una alimentación adecuada y saludable:
- Reducir la ingesta de lípidos a expensas de disminuir la cantidad de grasas saturadas. Importante será evitar una dieta rica en colesterol.
- Disminuir el consumo de hidratos de carbono de rápida transformación, tales como la bollería.
- Valorar de manera importante el aporte necesario de vitaminas y minerales, y si se requiere incrementar su consumo en forma de preparados farmacéuticos.
- Restringir la ingesta de alcohol y, por supuesto, de drogas.

Vitaminas y embarazo

Las vitaminas se dividen en dos grandes grupos: hidrosolubles y liposolubles. En el primer grupo se encuadran la vitamina C y el complejo de las vitaminas B; al segundo pertenecen las vitaminas A, D, E y K.

Comencemos por las vitaminas hidrosolubles, es decir, las que son capaces de disolverse en medio acuoso, y que no atraviesan la membrana celular.
- Vitamina B_1:
Desciende en sangre durante el embarazo, y se observan cifras superiores en sangre fetal, asegurándose así el feto niveles suficientes para el correcto desarrollo intrauterino. Cuando esta vitamina es deficitaria,

causa enormes problemas al futuro bebé, tales como convulsiones, fallo cardíaco, cólicos y vómitos incoercibles en el recién nacido.

● Vitamina B_2:

También llamada riboflavina, que, en caso de deficiencia, provoca alteración en los tejidos, por lo que se observan descamaciones y grietas periorificiales (cerca de la boca, la nariz y los ojos). No se han observado complicaciones en la madre ni en el feto debido a este déficit. No se recomiendan suplementos en el embarazo ni durante la lactancia si se observa una dieta equilibrada.

● Vitamina B_3:

Conocida también con el nombre de ácido pantoténico, realiza una función importantísima ya que es imprescindible para la liberación de energía a partir de los hidratos de carbono y de los lípidos. No existen estudios que demuestren la asociación de malformaciones fetales con el déficit de esta vitamina. La cantidad adecuada es de 6 mg/día. En el período de la lactancia esta cifra debe incrementarse hasta 7 mg/día.

● Vitamina B_5:

Denominada ácido nicotínico o niacina, está relacionada con la piel y sus componentes, de tal forma que su déficit provoca descamación e incremento del color de la piel, y produce también problemas en las mucosas, como, por ejemplo: esofagitis, gastritis, vaginitis y diarrea. Su carencia causa la pelagra, cuyos síntomas son la diarrea, la demencia y la dermatitis. El nivel fetal de esta vitamina va a ser mayor que el encontrado en la madre, y actualmente no se ha demostrado que su deficiencia o exceso provoque alteraciones. La cantidad recomendada diariamente es de 18 mg, mientras que durante la lactancia es algo menor, 17 mg/día.

● Vitamina B_6:

Denominada pirodoxina, interviene como factor esencial en el metabolismo de los hidratos de carbono, de los lípidos y de las proteínas. Su deficiencia provoca alteraciones cutáneas de diversa consideración y problemas en el sistema nervioso. Está relacionada con malformaciones fetales y con la aparición de vómitos y náuseas desmesurados. También se han descrito casos de muerte fetal, e incluso se considera la posibilidad de que pudiera provocar un parto pretérmino. No se debe recomendar un suplemento de esta vitamina si la gestante sigue una dieta adecuada.

● Ácido fólico:

Recientes investigaciones demuestran su importancia para prevenir los defectos del tubo neural del feto. La insuficiencia de ácido fólico cuando se inicia la formación de los órganos del embrión puede provocar alteraciones graves pues esta sustancia interviene en numerosas reacciones químicas imprescindibles para el correcto desarrollo del organismo fetal. En la lactancia aumentan las necesidades de esta vitamina.

- Vitamina B_{12}:

Es imprescindible para el crecimiento de las células y para el correcto funcionamiento de las células del sistema nervioso central. Si la madre tiene déficit puede padecer diarrea, alteraciones de la lengua, anemia y problemas neurológicos. Generalmente no se recomiendan suplementos dietéticos, aunque las madres vegetarianas podrían necesitarlos.

- Vitamina C:

Denominada ácido ascórbico. Su déficit produce escorbuto, enfermedad que provoca sangrados en la boca, pérdida paulatina de los dientes y mala cicatrización. La acción de la vitamina C es muy variada: interviene en el metabolismo de los hidratos de carbono, lípidos y proteínas, es imprescindible para la absorción del hierro, y proporciona mayor resistencia a las infecciones. Las dosis adecuadas están garantizadas con una dieta rica en cítricos y vegetales. Los requerimientos de vitamina C están aumentados en el embarazo y en la lactancia. La no embarazada necesita unos 60 mg/día, mientras que la gestante requiere cerca de 70 mg/día, y la mujer que lacta llega a necesitar 95 mg.

A continuación describiremos las vitaminas liposolubles, que son capaces de atravesar la membrana celular, y no se disuelven en un medio acuoso.

- Vitamina A:

Se encuentra en el hígado, los huevos, la leche, la mantequilla, la zanahoria y los vegetales de hoja verde. En caso de déficit los síntomas son alteración del crecimiento y problemas relacionados con la visión. Durante el embarazo, los niveles maternos de esta vitamina permanecen prácticamente constantes. Después del nacimiento del bebé esta vitamina es imprescindible para su correcto crecimiento. Cuando se ingiere en cantidades excesivas puede provocar malformaciones en su futuro hijo. Si se lleva una dieta rica y variada, no deberá aportarse ningún suplemento. Los vegetarianos estrictos pueden ser una excepción a esta recomendación.

- Vitamina D:

Tiene como función regular los niveles de calcio y fósforo. Su déficit es el causante del raquitismo en la infancia, y de osteomalacia cuando se trata de una persona adulta. El aporte de esta vitamina durante el embarazo es potencialmente peligroso si las dosis son muy elevadas, porque puede desencadenar problemas fetales intraútero y tras el nacimiento. La fuente principal de la vitamina D es la exposición a la luz solar; por lo tanto, toda mujer que recibe una exposición regular a la luz del sol, no requiere suplementos de vitamina D.

● Vitamina E:

Produce acción antioxidante y su deficiencia no presenta síntomas específicos. No se han demostrado alteraciones por su déficit o exceso en el embarazo. No se precisa incorporarla a la dieta si ésta es equilibrada.

● Vitamina K:

Es imprescindible para la correcta coagulación de la sangre; si sus niveles disminuyen se pueden formar coágulos, con su correspondiente peligro. Es la única que no es proporcionada al recién nacido en cantidades suficientes a través de la leche materna, por lo cual todos los bebés reciben obligatoriamente una dosis de vitamina K tras el parto, de forma que se evitan complicaciones derivadas de una alteración de la coagulación en el recién nacido.

Minerales y embarazo

El calcio y el hierro son los ejemplos más representativos de los minerales que deben tenerse en cuenta en el embarazo y la lactancia.

● Calcio:

Constituye el elemento más abundante en el organismo. No sólo influye en los huesos, también está relacionado con el sistema nervioso y el corazón. La forma habitual del feto para obtenerlo no es a partir del hueso de la madre, sino mediante un complejo proceso por el cual aumenta su absorción a través de la dieta de la gestante. Esto es posible si la mujer consume cantidades adecuadas de calcio y vitamina D, sustancia íntimamente ligada al metabolismo del calcio. Cuando no es así el feto obtendrá su reserva a partir de los huesos de la madre, circunstancia que si se produce en varios embarazos conduce a la osteoporosis de ésta. Para que esto no se produzca la gestante habrá de ingerir diariamente leche en cantidad suficiente para no correr este riesgo.

●Hierro:

Es imprescindible para que los glóbulos rojos transporten oxígeno por todo el cuerpo. Su deficiencia provoca un tipo de anemia. Las necesidades de este mineral durante el embarazo aumentan considerablemente, puesto que es un elemento indispensable para el correcto desarrollo de la gestación. La anemia ferropénica es una patología muy común en las embarazadas, cuyo tratamiento consiste en aportar este mineral de forma artificial. A veces este tratamiento puede provocar molestias gástricas, que suelen ceder en unos días. El hierro no debe consumirse con leche, café o té. Los productos empleados para reducir la acidez gástrica reducen la absorción del hierro. Los alimentos que lo contienen son los huevos, la carne y los cereales.

RECUERDE

- La dieta de una embarazada debe tener como base los cereales, las frutas y verduras, las hortalizas y tubérculos, mientras que la carne y los pescados no deben ser consumidos en exceso.
- La bollería, los embutidos y los patés sólo se deben consumir de forma esporádica, puesto que tienen hidratos de carbono de rápida transformación y gran cantidad de grasas.
- Todos los bebés inmediatamente después de nacer reciben obligatoriamente una dosis de vitamina K, pues, de esta forma, se evitan las complicaciones derivadas de una alteración de la coagulación en el recién nacido.
- En cuanto al alcohol, la recomendación general es la supresión total durante el embarazo y la lactancia.
- El hierro no debe consumirse conjuntamente con alimentos como la leche, el café o el té. Así mismo, los productos empleados para reducir la acidez gástrica reducen habitualmente la absorción del hierro.

SABÍA USTED QUE...

- La calcificación del esqueleto del feto comienza alrededor de la octava semana de embarazo.
- En la semana 26 de gestación el feto contiene aproximadamente 6 g de calcio, que llegarán a ser 30 g en el nacimiento.
- El hierro ingerido con los alimentos se absorbe mejor con vitamina C. Sin embargo, cuando se trata de hierro como medicamento, no es necesario añadir vitamina C, puesto que no aumenta la absorción del hierro.

ETAPAS EN EL DESARROLLO FETAL

Existe un período embrionario que comprende desde la tercera semana de la ovulación hasta el momento en el que tendría que aparecer la siguiente menstruación; el conjunto del fruto de la concepción mide, en ese momento, cerca de un centímetro. Al final de la cuarta semana de la ovulación el embrión, como estructura propia, mide de 4 a 5 mm y los latidos del corazón ya son visibles a través de la ecografía vaginal. Es en esta etapa cuando se forman las estructuras del nuevo ser; su crecimiento y maduración se llevan a cabo en el período fetal.

¿Cómo se calcula el tiempo del embarazo?

Se calcula en semanas, lo que permite adoptar diferentes actitudes según el tiempo de embarazo. Otra forma de delimitar el tiempo es dividirlo en trimestres. Para calcular el inicio se toma como referencia el primer día de la última menstruación, lo que se puede modificar según los hallazgos de la ecografía del primer trimestre, que es la encargada de datar con exactitud las semanas de gestación.

¿Cómo se puede calcular la fecha del parto?

Hay una fórmula que permite el cálculo de esta fecha. Lo único que hay que conocer es la fecha de la última menstruación. Al primer día de la última regla se le suma siete, y al mes se le restan tres. Pondremos un ejemplo: si la última regla fue el 9 de julio, el día probable del parto será: 9 + 7 = 16; al mes de julio se le restan tres meses, lo que da como resultado el mes de abril; por tanto, el futuro bebé nacería el 16 de abril.

¿Cuándo es positivo por primera vez el test de embarazo?

El test de embarazo detecta en orina una hormona producida por la placenta, gonadotropina coriónica. Esta hormona se eleva rápidamente y se observa en la orina y en la sangre de la madre, haciendo posible que el test sea positivo a partir del octavo-noveno día después de la última ovulación. Este test da la respuesta al cabo de tres a cinco minutos, y basta tan sólo un poco de orina a cualquier hora del día y sin preparación alguna.

Período embrionario

Fecundación · Mórula · Blastocito · Implantación

4ª Semana · 5^a Semana · 6^a Semana

7ª Semana · 8^a Semana · Fin del período embrionario

¿Cuándo comienza el período fetal?

El paso de embrión a feto se produce alrededor de la décima semana a contar desde la última regla. En ese momento el feto mide aproximadamente 4 cm. En este período se produce la maduración de los tejidos y órganos y el rápido crecimiento del futuro bebé. Durante este tiempo se originan muy pocas malformaciones, pues los órganos y sistemas se forman en el período embrionario, entre la cuarta y la octava semana.

¿Qué sucede en el feto de 12 semanas?

Si medimos al feto desde la coronilla hasta el final de las nalgas, nos encontraríamos con casi 7 cm. Los dedos de las manos así como las uñas ya han hecho su aparición. El desarrollo de los brazos está siempre algo más adelantado que el de los pies. Sobre los genitales se pueden diferenciar estructuras femeninas o masculinas. Sin embargo, todos estos aspectos no se pueden objetivar mediante las ecografías. Desde finales de la novena semana, el feto ya es capaz de producir orina y ya consigue moverse dentro del útero, aunque este movimiento es imperceptible para la madre. Su tamaño cuatro semanas más tarde es ya de 12 cm, y alcanza alrededor de los 100 g.

¿Qué sucede en la semana 20 de gestación?

Se puede averiguar ya el sexo mediante una ecografía. El peso es algo mayor de 300 g, y si viéramos directamente al feto, observaríamos que su piel no es tan transparente, y que se puede apreciar una cierta cantidad de pelo. En cuatro semanas más duplicará su peso, y se podrán ver cejas y pestañas; la cabeza sigue siendo más grande, comparativamente, que el resto del cuerpo. En las tres semanas siguientes el feto se volverá más proporcionado, a pesar de lo cual todavía seguirá siendo delgado. Así mismo será capaz de parpadear y de tener una reacción de «susto», si se estimula a través del abdomen de la madre.

¿Cuánto pesa en la semana 28 de gestación?

Puede llegar a alcanzar algo más de 1.000 g y medir 25 cm desde la coronilla hasta el final de las nalgas. Se mueve con energía y la madre ya hace tiempo que lo nota. Los ojos los tiene parcialmente abiertos. En esta semana termina la función del bazo como órgano de formación de los glóbulos rojos fetales.

¿Qué mide un feto de 32 semanas?

Mide aproximadamente 25 cm; los dedos de los pies ya tienen uñas, y los ojos permanecen abiertos ocasionalmente. El peso en estas semanas está en torno a los 1.800 g. Si examinamos un feto de 35 semanas, podemos observar cómo es capaz de realizar presión con sus dedos si le tocamos las manos; también muestra orientación respecto a la luz. Al final de la semana 36 mide 36 cm y pesa, aproximadamente, 2.500 g. Comienza a aparecer la grasa bajo la piel, lo que reduce las arrugas que se podrían visualizar en semanas anteriores. Desde la semana 34 tiene los pulmones maduros, lo que varía el pronóstico en caso de partos prematuros.

¿A qué semanas se termina el embarazo?

Un embarazo termina en un período adecuado si lo hace entre las semanas 37 y 42 de gestación, lo que se denomina «embarazo a término». En este momento el feto se encuentra plenamente desarrollado, y su peso oscila alrededor de los 3.400 g, aunque es aceptable el peso entre 2.500 y 4.000 g. El bebé mide en torno a 50 cm desde la cabeza hasta el talón. Generalmente, los varones son más largos y de mayor peso que las hembras.

RECUERDE

- A partir del tercer mes, o duodécima semana, se inicia el período fetal, donde se producen muy pocas malformaciones físicas en el feto, pues todos los órganos y sistemas principales se forman en el período embrionario, entre la cuarta y la octava semana.
- La maduración de los pulmones fetales se realiza en la semana 34. Este detalle es muy importante en determinadas situaciones de prematuridad.
- Un embarazo termina en un período adecuado si lo hace entre las semanas 37 y 42; es lo que se denomina «embarazo a término».
- El sexo se puede saber con seguridad a través de una ecografía en torno a la semana veinte de gestación.
- La mujer nota los movimientos del feto a partir del quinto mes.

EMBARAZO ECTÓPICO

¿A qué se denomina embarazo ectópico?

Se emplea este término cuando el producto de la fecundación está fuera del útero, por lo que también se puede definir como embarazo extrauterino.

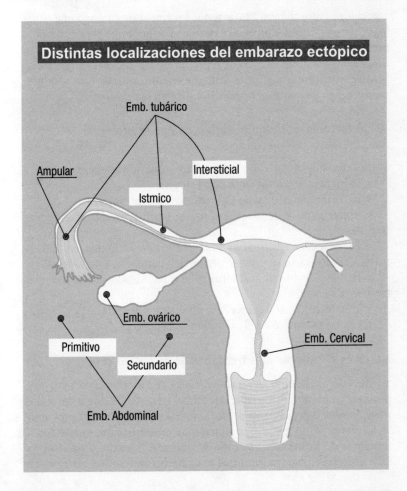

Distintas localizaciones del embarazo ectópico

Emb. tubárico

Ampular

Intersticial

Istmico

Emb. ovárico

Primitivo

Secundario

Emb. Cervical

Emb. Abdominal

¿Dónde se puede localizar la gestación si no es en el útero?

En un 95% de los casos la localización del embarazo ectópico se observa en las trompas de Falopio. También se pueden encontrar embarazos extrauterinos, aunque en muy raras ocasiones, en la cavidad abdominal, en el tejido ovárico, y en las paredes y en el cuello del útero. Se han publicado casos excepcionales en los que se diagnosticaba un embarazo intrauterino, y además, de forma concomitante, otro ectópico; este caso de denomina embarazo heterotópico.

¿Es una patología muy frecuente?

Supone entre el 1 y el 2% de todos los embarazos, siendo una patología que en ocasiones no es fácil de diagnosticar, y que puede comprometer seriamente la vida de la mujer. Ha aumentado sensiblemente desde que se realizan técnicas de reproducción asistida y se utilizan dispositivos intrauterinos para anticoncepción, puesto que suponen mayor riesgo de que el embrión se localice fuera del útero.

¿Qué factores de riesgo existen para que se produzca un embarazo extrauterino?

Los más importantes son los que a continuación se exponen:
- Existencia de previo embarazo ectópico.
- Pacientes portadoras de DIU (dispositivo intrauterino).
- Antecedente de infecciones genitales internas, especialmente en las trompas.
- Existencia de adherencias en el interior del abdomen, cerca de la pelvis, debido a cirugías previas, peritonitis, patología endometriósica...
- Historia de infertilidad, sobre todo si ha existido cirugía sobre las trompas de Falopio.
- Tratamiento con técnicas de reproducción asistida.
- Hábito tabáquico en el momento de la concepción.

¿Cuál es el síntoma más frecuente de embarazo ectópico?

Es el dolor abdominal. En casi el 100% de los casos la paciente va a presentar molestias de variable intensidad en cualquier lugar del abdomen, aunque especialmente se localiza en la región pélvica. La paciente va a referir, por lo general, un retraso de menstruación, lo que denominamos de forma técnica como amenorrea. A veces, la paciente ya sabe que está embarazada porque se ha hecho un test de embarazo. En un 70-80% de los casos se presenta sangrado vaginal, generalmente de poca cuantía. Estos síntomas pueden verse asociados con náuseas, vómitos, sensación de mareo, vértigo...

TABLA I

SIGNOS Y SÍNTOMAS ASOCIADOS CON EMBARAZO ECTÓPICO

Síntoma o signo	Porcentaje en mujeres
Dolor abdominal	95
Náuseas, vómitos	80
Retraso menstrual (amenorrea) + sangrado vaginal escaso	60-80
Vértigos o pérdida de conocimiento	55

¿Cómo se puede diagnosticar un embarazo extrauterino?

Es posible encontrar a una mujer que acude con sangrado escaso y mínimo dolor abdominal asociado a un retraso de una semana. Aquí hay que realizar una exploración completa, en la que probablemente encontremos un útero aumentado de tamaño, un cuello de consistencia blanda y dolor al palpar los ovarios. Se puede presentar una situación muy diferente, con constantes alteradas, como la tensión muy baja; desvanecimiento, con dolor generalizado en el abdomen, incluso referido al hombro, características que indican que el embarazo ectópico se ha roto y está sangrando hacia la cavidad abdominal. Esta situación es una emergencia y en cuanto se compruebe que se trata de un embarazo extrauterino la paciente tendrá que ser intervenida.

¿Qué pruebas complementarias se realizan ante la sospecha de embarazo ectópico?

La mayoría de los casos no tienen un diagnóstico tan sencillo. Esto es debido a que la exploración no es concluyente, el dolor no es muy importante y la ecografía no da una información precisa; es éste el caso en el que se debe realizar un análisis de sangre para determinar una hormona característica del embarazo. Así obtendremos un dato más para conseguir un diagnóstico correcto. Esta hormona se detecta entre los días cinco y siete después de la implantación del huevo fecundado en el útero, es decir, unos dos días antes de la siguiente menstruación. Sin embargo, a menudo no se consigue realizar un diagnóstico de certeza. Esto sucede cuando la paciente no presenta hemorragia interna o dolor de gran intensidad. En el caso de que sólo tengamos sospecha de embarazo ectópico, y no se cumplan los criterios de gravedad, se realizarán nuevas pruebas que llevarán a un diagnóstico más certero.

Es difícil realizar el diagnóstico del embarazo ectópico. ¿Puede éste simular otro tipo de enfermedades, incluso no ginecológicas?

Sí. Conviene insistir en que el embarazo ectópico es una entidad en ocasiones muy difícil de diagnosticar, pero que siempre se debe sospechar ante toda paciente que presente un test de embarazo positivo y experimente dolor abdominal asociado a un sangrado vaginal con o sin retraso de la menstruación. Puede ser confundido con diversos cuadros que presentan unos síntomas similares.

TABLA II
CUADROS QUE PUEDEN SIMULAR UN EMBARAZO ECTÓPICO

- Aborto en curso de un embarazo intrauterino.
- Infección pélvica inflamatoria.
- Apendicitis.
- Rotura de quistes ováricos al inicio de la gestación.
- Torsión de un quiste ovárico.
- Problemas gastrointestinales variados.
- Portadora de DIU con test de gestación positivo.

¿Cuál es el tratamiento de un embarazo extrauterino? ¿Siempre hay que intervenir quirúrgicamente?

Puede ser muy variado según las características clínicas que presente la paciente. Puede ser médico o quirúrgico. El médico consiste en administrar metotrexate. Este fármaco produce la destrucción del tejido que se multiplica con mucha rapidez, como es el embrión. Se puede utilizar vía intramuscular, o directamente sobre el embrión mediante intervención. No es un tratamiento cien por cien eficaz, ya que se ha observado que entre un 5 y un 10% de los casos fracasan y la paciente terminará siendo sometida a una intervención quirúrgica. Cuando se prescribe este medicamento debe advertirse a la paciente que no puede ingerir alcohol, ni ningún tipo de complejo polivitamínico que contenga ácido fólico. Es posible aplicar una segunda dosis de metotrexate para dejar resuelto el proceso por completo.

Según la gravedad del cuadro clínico se realizará un tratamiento quirúrgico urgente, ya sea abriendo la pared abdominal o por técnicas de laparoscopia, es decir, introduciendo una óptica a través de unos pequeños orificios realizados en la pared abdominal, para visualizar la trompa afectada. Según los hallazgos intraoperatorios, se llevará a cabo la resección de la trompa o se abrirá ésta y se aspirará su contenido.

¿Cómo se elige el tratamiento?

El tratamiento elegido dependerá de la situación clínica de la paciente, y en caso de que ésta lo permita, la decisión será tomada conjuntamente entre el médico y la paciente. No obstante, hay ciertas circunstancias independientemente de la clínica que impiden la utilización de metotrexate.

¿Existe riesgo de posteriores embarazos ectópicos?

Sin duda el riesgo de padecer otro nuevo embarazo extrauterino es mayor, pues los factores de riesgo que existían previamente no se han corregido, y tras un tratamiento quirúrgico o incluso médico, aumenta considerablemente dicha posibilidad, aunque esto no significa que no se consiga un embarazo normal en las siguientes gestaciones.

RECUERDE

- La localización más frecuente del embarazo ectópico son las trompas de Falopio.
- Los métodos de reproducción asistida han aumentado esta patología.
- En muchas ocasiones no es fácil diagnosticar un embarazo extrauterino, pues a veces se confunde con otras patologías.
- Existen varias formas de tratamiento, médico o quirúrgico, pero a veces el tratamiento médico no se puede emplear y la paciente tiene que ser intervenida quirúrgicamente.
- Una mujer que ha sufrido un embarazo ectópico tiene más posibilidades de padecer otro nuevamente, dado que los posibles factores de riesgo no se han eliminado.

SABÍA USTED QUE...

- Las mujeres de razas diferentes a la blanca tienen mayor riesgo de padecer un embarazo ectópico. Si comparamos por edades a estos dos grupos de mujeres, vemos que siempre hay mayor número de mujeres no blancas que padecen un embarazo extrauterino, y que esta diferencia aumenta según se incrementa la edad de las pacientes. Por motivos todavía indeterminados, una mujer no blanca tiene un riesgo 1,4 veces mayor de padecer este tipo de patología.
- Fumar más de 20 cigarrillos al día duplica las posibilidades de padecer un embarazo extrauterino. Esto se debe a que la nicotina produce una alteración del movimiento normal que poseen las trompas de Falopio y hace que el óvulo fecundado tenga problemas mecánicos para llegar hasta la cavidad uterina e implantarse correctamente.

ABORTO. AMENAZA DE ABORTO

¿Qué es un aborto?

Es la finalización espontánea del embarazo antes de que alcance una mínima posibilidad de ser viable fuera del útero, para lo que se han fijado 22 semanas de gestación, lo que suele equivaler a un feto de menos de 500 g.

¿Qué es una amenaza de aborto?

Se considera aquel caso en el que se presenta sangrado vaginal de cuantía variable y con un embrión vivo dentro del útero de menos de 22 semanas. No en todos los países la fecha límite es igual; por ejemplo, en el Reino Unido la fecha considerada como máxima es la de la semana 20 de gestación.

¿Es frecuente el aborto espontáneo?

Entre el 10 y el 20% de los embarazos terminan en aborto espontáneo. A veces, la mujer no es consciente de que está embarazada pues sus reglas son irregulares, y lo que sucede es que sufre una siguiente regla más abundante debido a que ha tenido un aborto subclínico, es decir, un aborto de un embarazo que nadie ha detectado. Si se suman todos los abortos, los de los embarazos conocidos y no conocidos, la frecuencia estaría en torno a un 40%.

¿Qué tipos de abortos espontáneos existen?

El aborto temprano, que es el que se produce antes de la semana 12 de gestación, y otro llamado aborto tardío que es aquel que se produce entre las semanas 12 y 22 de gestación.

¿Qué factores de riesgo existen para sufrirlo?

No es sencillo determinar las causas que han producido un aborto. Hay ciertas circunstancias que aumentan las posibilidades; una de las más importantes es la elevada edad materna. Se sabe que, según ésta va aumentando, la probabilidad de que se obtenga un embarazo infructuoso es mayor.

TABLA I						
PORCENTAJE DE ABORTOS SEGÚN LA EDAD DE LA EMBARAZADA						
13-19	20-24	25-29	30-34	35-39	40-45	>45
13%	11%	12%	15%	24%	50%	95%

¿Un aborto previo aumenta la probabilidad de tener otro?

Una mujer que ha sufrido un aborto tiene una probabilidad del 20% de tener un segundo aborto espontáneo. Si el antecedente es de dos, tiene cerca de un 30% de posibilidades, y este porcentaje se eleva a un 45% si ha tenido tres.

¿Se deben estudiar estos casos?

Que una mujer aborte es relativamente frecuente; por este motivo, el estudio de los abortos se suele iniciar cuando la mujer sufre dos o tres consecutivos.

¿El tabaco y el alcohol pueden aumentar el índice de abortos?

La fumadora de más de 10 cigarrillos diarios puede tener un riesgo mínimo de aborto espontáneo. El alcohol eleva el riesgo, aunque también levemente. Otras sustancias que quizás no son inicialmente peligrosas, como pudiera ser la cafeína, han sido relacionadas con el aumento de abortos espontáneos, sobre todo cuando las mujeres ingieren grandes cantidades.

¿Qué productos químicos pueden ser responsables de un aborto espontáneo?

Existe un grupo determinado que afecta seriamente al producto de la fecundación y es causante de abortos espontáneos. Estos productos, más que detener el embarazo, provocarían malformaciones embrionarias causa de muerte intrauterina. A este grupo pertenecen las radiaciones ionizantes (radiografías, radioscopias, tratamientos radioterápicos),

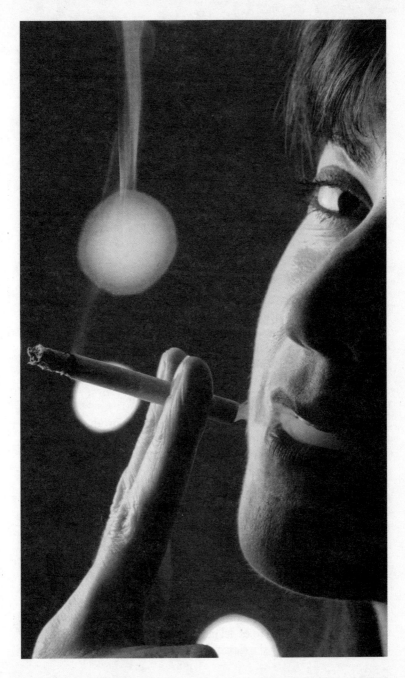

disolventes orgánicos generalmente empleados en industrias, metales como el mercurio, productos derivados del benceno... No se ha demostrado que las radiaciones de las unidades de telefonía móvil, así como de los radares, tengan efecto nocivo para la vida y evolución de los embriones.

¿Pueden provocar un aborto espontáneo las pruebas prenatales?

Sí. Los tocólogos informan de dicho riesgo a la mujer que debe someterse a estas pruebas, que son invasivas; mediante ellas se extrae material del embrión o de su entorno. Según la agresividad de la prueba el riesgo de aborto aumenta; por ejemplo, una biopsia corial (toma de muestras de la futura placenta) y la funiculocentesis (extraer sangre del cordón) ocasionan alrededor del 3% de abortos, mientras que en la amniocentesis se estima cerca del 1%.

¿Por qué un embarazo termina en aborto?

Si no hay ningún factor de riesgo externo, el 90% de los embriones que no llegan a evolucionar es por una causa cromosómica. Es decir, sus genes son anormales e incompatibles con la vida. Lo más probable es que haya existido una malformación embrionaria grave acompañada de una alteración de los cromosomas muy importante.

¿En qué semanas son más frecuentes?

Aproximadamente un 50% de los abortos se produce entre las semanas octava y undécima, lo que se denomina abortos precoces; el 30% se produce entre la decimosexta y decimonovena semana.

¿Qué síntomas se producen?

Fundamentalmente el sangrado vaginal, que, como el dolor abdominal, puede presentar diferentes intensidades.

¿Todo sangrado vaginal en la primera etapa es sinónimo de aborto?

No. Se puede presentar sangrado vaginal, generalmente menor que una regla, y ser diagnosticado de amenaza de aborto, en cuyo caso la exploración dirá si el útero es del tamaño que corresponde y si el cuello del útero está cerrado, sin riesgo de expulsión fetal. Con la ecografía vaginal veremos un embrión con latido cardíaco o, incluso, con movimientos fetales.

¿Supone amenaza de que se producirá el aborto?

Esta amenaza se presenta en un 25% de los embarazos, lo que no significa que terminen en aborto. El mejor pronóstico es que se visualice el latido cardíaco, lo cual significa que ese embarazo, que ha sido diagnosticado como amenaza de aborto, tiene casi un 95% de probabilidades de llegar a buen término, siempre que no se hayan producido otros previamente.

¿Cuánto dura el sangrando en una amenaza de aborto?

La duración y la cantidad son siempre variables. Lo habitual es que se sangre durante unos días o, a lo sumo, unas semanas. La cuantía no debe ser mayor que la de una regla. Habrá que acudir nuevamente al médico cuando el sangrado sea más abundante o comience con dolor abdominal importante.

¿Existe algún tratamiento?

Habitualmente, los tocólogos recomiendan reposo relativo y no mantener relaciones sexuales mientras exista el sangrado vaginal. Sin embargo debemos admitir que ninguna de estas medidas ha demostrado ser de utilidad. Según el tipo de trabajo que se desempeñe será necesaria o no la baja laboral. El médico deberá controlar periódicamente la evolución del embarazo.

¿Cómo se diagnostica un aborto?

No es raro que en la primera visita al médico se diagnostique un aborto. Cuando esto ocurre a la exploración el útero es de menor tamaño para corresponder con las semanas de gestación, y en la ecografía se observa un producto embrionario muy pequeño para la edad gestacional. Se debe confirmar la falta de crecimiento embrionario con una segunda ecografía en días posteriores. Sin embargo, cuando el embrión que se visualiza es lo suficientemente grande para tener latido cardíaco, y éste no existe, se puede diagnosticar que la paciente presenta un aborto diferido.

¿En qué semanas se visualiza por ecografía el latido cardíaco del embrión?

Cuando se utiliza la ecografía por vía vaginal se puede visualizar el latido cardíaco embrionario a final de la quinta semana a pesar de que la formación definitiva no se produce hasta la octava. Cuando se utiliza la ecografía abdominal se retrasa la visualización del latido cardíaco al menos dos semanas más.

¿Un aborto puede provocar una situación de peligro para la mujer?

Lo habitual es que no surja ningún problema serio; pero hay diferentes situaciones en las que se debe actuar con rapidez para que la vida de la paciente no corra ningún riesgo. Éstas son fundamentalmente el aborto en curso y el aborto séptico que provoca una infección generalizada.

¿Qué es un aborto en curso?

Es un aborto espontáneo. La mujer expulsa el producto de la fecundación que ha parado su crecimiento en días previos. Este cuadro comienza con dolor abdominal localizado, generalmente, en la región más inferior, que va en aumento. Este dolor lo producen las contracciones uterinas que pretenden dilatar el cuello del útero lo suficiente para eliminar el embrión muerto. Es probable que la paciente ya hubiera sufrido un mínimo sangrado vaginal los días anteriores, pero desde que comenzó con el dolor ese sangrado es mayor que el de la regla. Se debe acudir inmediatamente a un hospital para su valoración. El riesgo en estas ocasiones es un sangrado vaginal excesivo que provoque una bajada de tensión importante y la necesidad incluso de transfundir a la paciente. A veces, cuando la paciente llega al hospital ya ha expulsado la totalidad de los restos embrionarios en su domicilio. Si esto no sucede, debe realizarársele un legrado urgente.

¿Puede producir un aborto una infección?

Sí, sería el llamado aborto séptico. La paciente presenta una fiebre de más de 38 °C que no puede haberse producido por otras causas. Este cuadro suele ocurrir cuando se ha intentado manipular la gestación de forma mecánica (generalmente en centros no autorizados ni con los medios necesarios) con el fin de interrumpir el embarazo. Este tipo de aborto debe ser tratado con rapidez y bajo la observación estricta de personal sanitario debido al riesgo real, lo que puede obligar a la extracción del útero.

¿Cuál es el tratamiento de un aborto?

Si el embarazo es de pocas semanas con manchado desde hace algunos días, y vemos que con la exploración y la ecografía vaginal se visualizan mínimos restos de la gestación, podemos administrar a la paciente una sustancia que siga provocando pequeñas contracciones uterinas para ayudar a eliminar los restos embrionarios. En este caso se debe realizar un control ecográfico a la semana para ver el resultado; si no se visualizan restos intraútero el tratamiento se ha terminado. En caso de que queden restos se debe practicar un legrado.

¿Qué es un legrado?

También se conoce como «raspado». Es una intervención que se realiza con mínima anestesia, para extraer del interior del útero el material de la gestación. Es norma analizar los restos embrionarios para obtener un diagnóstico exacto. El legrado que se practica a las menopáusicas generalmente tiene como objetivo obtener muestras de tejido.

¿Qué complicaciones tiene un legrado?

La más frecuente es la de la perforación de la pared uterina con los instrumentos que se necesitan para dilatar en cuello del útero, o bien con el material para extraer los restos embrionarios. La hemorragia y la infección son dos complicaciones excepcionales. Lo habitual tras un legrado es que la paciente se vaya a casa ese mismo día o al día siguiente.

¿Qué medidas hay que tomar tras un legrado?

Suele aconsejarse no mantener relaciones sexuales durante dos semanas, o mientras perdure el sangrado vaginal. Para el sangrado vaginal, que suele ser más bien escaso, hay que utilizar compresas y no tampones para disminuir el riesgo de infección. Por el mismo motivo, se recomiendan mejor las duchas que los baños. La siguiente menstruación puede atrasarse diez o doce días y es, por lo general, diferente a las habituales; puede ser más copiosa, más duradera o, todo lo contrario, menos abundante y más corta.

¿Cuándo se puede volver a intentar otro embarazo tras haber sufrido un aborto?

Algunos especialistas recomiendan esperar hasta seis meses después de haber sufrido un aborto. En caso de no desear un nuevo embarazo, puede comenzarse con cualquier método anticonceptivo, incluso un DIU. No obstante, hasta que pasen los meses mínimos requeridos, se deben mantener relaciones sexuales con protección.

RECUERDE

- Existen abortos precoces, que se producen antes de la semana 12 de gestación, y abortos tardíos, que comprenden desde la semana 12 hasta la 22 de gestación.
- Entre un 10 y un 20% de los embarazos terminan en aborto.
- No se debe iniciar un estudio hasta que no se produzcan dos o tres abortos consecutivos.
- Los síntomas más frecuentes de aborto son sangrado genital de cuantía variable y dolor abdominal en la región pélvica; a veces, la paciente no sabe que está embarazada.
- Se debe esperar un tiempo hasta intentar un nuevo embarazo; como mínimo, tres meses. La primera menstruación será un poco diferente.

SEGUIMIENTO MÉDICO DEL EMBARAZO

A lo largo de las cuarenta semanas de embarazo es preciso realizar una serie de reconocimientos y analíticas, así como ecografías obstétricas. La primera visita debe realizarse lo más pronto posible tras conocer el resultado del test de embarazo, porque es muy importante para evaluar el riesgo individual de la paciente, que debe ser interrogada sobre los siguientes temas:

- Edad y profesión.
- Antecedentes personales. Alergias a medicamentos, tratamientos que está llevando a cabo, enfermedades actuales y antiguas, intervenciones quirúrgicas, hábitos tóxicos, como el tabaco y el alcohol, u otras drogas.
- Antecedentes ginecológicos. La fecha de la última regla, y la frecuencia y modo en que tiene la menstruación. Antecedentes reproductivos, es decir, si ha tenido hijos cómo fueron los embarazos, y el tipo de parto; o si ha sufrido algún aborto o cualquier problema anteriormente.
- Antecedentes familiares. Es importante conocer si existen enfermedades en la familia como diabetes mellitus, hipertensión o riesgo cardiovascular.

En esta primera visita se realizará una clasificación clínica del embarazo, basándose en los antecedentes familiares y personales, para determinar si es un embarazo normal o de alto riesgo. La paciente será pesada y medida, se le tomará la tensión arterial, y se le preguntará si se ha realizado una citología del cuello del útero recientemente; en caso de que no fuese así, se la recogería en esta primera visita. Se debe explorar el aparato genital indicando su morfología y las características que presenta el cuello del útero.

Las pruebas de laboratorio consisten en una analítica general, en donde queden recogidos valores como la hemoglobina, el recuento de glóbulos rojos, blancos y plaquetas, así como otras cifras que reflejan la función de órganos como el hígado y el riñón. Es necesario conocer el grupo sanguíneo y el Rh. La analítica de sangre debe ir acompañada de otra de orina, para objetivar la existencia o no de infección urinaria entre otros hallazgos.

Dada la importancia de conocer el estado inmunológico en relación con determinadas enfermedades infecciosas, se le realiza generalmente la determinación frente a rubéola, toxoplasmosis, VIH, hepatitis B, y pruebas especiales para averiguar si ha existido contacto con la sífilis. Dentro de este grupo de analíticas hay algunas que deberán repetirse a lo largo del embarazo.

La frecuencia de las visitas será determinada por el médico, que tras valorar el riesgo de la gestación protocolizará el número y el momento de los controles. En caso de que se trate de un embarazo de bajo riesgo, las visitas suelen llevarse a cabo con un intervalo de cuatro a seis semanas hasta la semana 36; desde la 37 hasta la 41, la paciente será controlada

TABLA I
CONTROLES BÁSICOS DE LA MUJER GESTANTE

Control	1.er trimestre 1.ª consulta	2.º trimestre	3.er trimestre
Historia clínica	Sí	Actualizar	Actualizar
Frecuenc. de revisiones	Cada 4-6 semanas si no existe riesgo	Cada 4-6 semanas si no existe riesgo	Cada 1-3 semanas si no existe riesgo
Identific. de riesgo	Siempre	Siempre	Siempre
Exploración general	Siempre	Siempre	Siempre
Exploración ginecológ.	Sí	Sólo si es necesario	Sólo si es necesario
Citología	Sí (si no hay una reciente)		
Talla	Sí		
Tensión arterial	Sí	Sí	Sí
Peso	Sí	Sí	Sí
Edemas	Sí	Sí	Sí
Medición del útero	Sí	Sí	Sí
Objetivar latido fetal	Sí	Sí	Sí
Posición fetal		Sí	Sí
Ecografía	Semanas 11-14	Semanas 18-20	Semanas 32-36
Analítica general	Sí	Sí	Sí
Grupo de sangre y Rh	Sí		
Analítica orina	Sí	Sí	Sí
Determ. específ. glucosa		Semana 24-28	
Determ. rubéola	Sí		Repetic. si es necesario
Determ. toxoplasmosis	Sí		Repetic. si es necesario
Determin. VIH	Sí		Repetic. si es necesario
Determin. sífilis	Sí		Repetic. si es necesario
Hepatitis B			Sí
Cultivo de estreptococo			Sí

Medición del útero

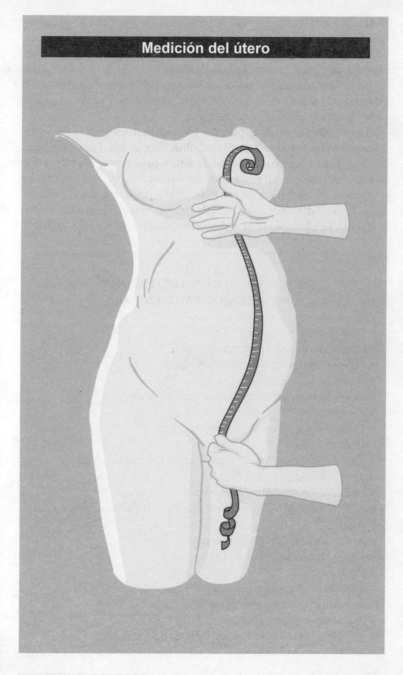

cada una a tres semanas, y una vez sobrepasada la semana 41, de una a tres veces por semana. Aquella paciente que presente complicaciones, ya sean debidas a la gestación o a otra causa, se adaptará a un calendario especial para su mejor control obstétrico.

Aunque cada centro posee su propio protocolo de control del embarazo, la tabla I es la base de todas las pruebas y acciones que se deben practicar en toda mujer gestante.

Los resultados de estas pruebas serán comunicados a la paciente. Un aspecto importante del control obstétrico es tener la posibilidad de identificar el embarazo como de alto o bajo riesgo. Hay situaciones que representan un riesgo incluso a priori; es decir, la mujer sabe que tendrá un embarazo de riesgo incluso antes de quedarse embarazada. Esto es debido a los antecedentes personales (reproductivos o médicos). La identificación de los factores de riesgo durante el emba-

---

TABLA II
FACTORES QUE PUEDEN DETERMINAR
UN EMBARAZO DE ALTO RIESGO

- Edad materna < 15 años y > 35 años.
- Obesidad y delgadez extrema.
- Hábitos tóxicos: tabaco, alcohol, drogas...
- Bajo nivel socioeconómico.
- Riesgo laboral (trabajo con tóxicos, exceso de esfuerzo...).
- Hipertensión.
- Enfermedades del corazón, riñón, hígado...
- Diabetes mellitus.
- Tratamientos crónicos que interfieran en la formación fetal.
- Malformación uterina.
- Antecedentes de abortos de repetición.
- Antecedentes de hijo prematuro, con malformaciones, muerte neonatal...
- Antecedentes de cirugía en el útero.
- Hipertensión inducida por el embarazo.
- Placenta previa.
- Hemorragia durante el embarazo.
- Infecciones urinarias de repetición.
- Embarazo gemelar y múltiple.
- Problemas de colocación del feto dentro del útero.

---

razo tiene como objetivo intentar disminuir todo lo posible las complicaciones que se pudieran presentar tanto en la madre como en el feto. No obstante, aunque las complicaciones en un embarazo aumentan en relación con el riesgo, en ocasiones, los mismos problemas, y con la misma gravedad, se pueden presentar en embarazo de bajo riesgo.

En la tabla II presentamos una relación de algunos de los factores de riesgo que pueden hacer que la gestación sea considerada de alto riesgo.

Debido a que existen situaciones que no se presentan hasta determinada época de gestación, todas las mujeres pueden iniciar un control del embarazo catalogado como normal, que luego, según lo que objetive el médico, puede terminar siendo un embarazo de alto riesgo; de ahí la importancia de seguir un control adecuado y no menospreciar las visitas rutinarias.

RECUERDE

- En caso de que se trate de un embarazo de bajo riesgo, las visitas suelen llevarse a cabo con un intervalo de cuatro a seis semanas hasta la semana 36; desde la 37 hasta la 41, la paciente será controlada cada una a tres semanas, y una vez sobrepasada la semana 41, de una a tres veces por semana.

- La primera visita debe realizarse lo más pronto posible tras conocer el resultado del test de embarazo. Esta primera consulta es muy importante para evaluar el riesgo individual de la paciente frente al embarazo.

- La identificación de los factores de riesgo durante el embarazo tiene como objetivo intentar disminuir todo lo posible las complicaciones que se pudieran presentar tanto en la madre como en el feto.

- La tensión arterial, el peso y la altura uterina son exploraciones que se realizarán en toda visita de la embarazada a su obstetra.

- La detección de la infección por estreptococo en la vagina y recto de la mujer es muy importante a la hora del parto, puesto que un tratamiento antibiótico frente a dicho germen disminuye las complicaciones en el recién nacido.

DIAGNÓSTICO DEL EMBARAZO DE ALTO RIESGO

¿Qué determina un embarazo de alto riesgo?

Existen factores que provienen de la historia obstétrica previa de la paciente, es decir, situaciones que sucedieron en anteriores gestaciones y que pueden repetirse en el embarazo actual. El historial médico nos hará conocer la existencia o no de enfermedades que pudieran alterar la correcta evolución del embarazo. Es muy importante que se investiguen ciertos aspectos sociales aunque a primera vista la paciente piense que es una indiscreción hacerle ciertas preguntas. Desde la primera hasta la última revisión se replanteará si el embarazo sigue estando encuadrado en el subgrupo de gestación de bajo riesgo o bien si hay que considerarlo, mediante pruedas objetivas, de alto riesgo.

¿Qué antecedentes obstétricos clasifican al embarazo actual como de alto riesgo?

Las gestaciones deben ser consideradas de alto riesgo si cumplen alguno de los siguientes antecedentes obstétricos:
- Si es consecuencia de un tratamiento de esterilidad durante al menos dos años.
- Paciente que ha sufrido varios abortos espontáneos.
- Paciente cuyo hijo anterior naciera antes de cumplir las 37 semanas.
- Paciente que haya tenido un hijo con bajo peso para las semanas de embarazo.
- Mujer que tenga un antecedente de una muerte fetal dentro del útero.
- Mujer que tenga un hijo que sufra una alteración neurológica o que padezca una malformación congénita.
- Toda mujer que haya sido intervenida sobre el útero, y que no sea un legrado, por ejemplo tras un aborto.
- Que sufra una patología del cuello del útero denominada incompetencia cervical. Esto significa que el cuello uterino no es capaz de permanecer cerrado durante toda la gestación, por lo que existe la posibilidad de que se produzca un parto antes de tiempo.

¿Cómo pueden influir las enfermedades maternas en el embarazo?

No todas las enfermedades maternas influyen de igual manera en la evolución del embarazo. A continuación, expondremos las que son consideradas como enfermedades que llevan consigo un riesgo materno-fetal añadido.

- Tensión arterial elevada.
- Enfermedad cardíaca (ya se trate de cardiopatías congénitas o no).
- Enfermedad hepática grave (hepatitis viral y autoinmune).
- Enfermedad renal o incluso trasplante.
- Diabetes mellitus (alteración de las cifras de glucosa en sangre).
- Problemas derivados de un mal funcionamiento de la glándula tiroides.
- Problemas de tipo respiratorio, en relación o no con el tabaco.
- Epilepsia y otras enfermedades neurológicas.
- Enfermedades infecciosas crónicas o agudas.
- Patologías en la circulación sanguínea.
- Alteraciones de los diferentes componentes de la sangre (anemias, disminución de las plaquetas o problemas con los glóbulos blancos).
- Otras patologías menos frecuentes pero igualmente importantes, como la alteración de las glándulas suprarrenales, enfermedades psiquiátricas graves, enfermedades autoinmunes...

Ante estas patologías hay que instaurar una vigilancia estricta y un tratamiento adecuado y precoz con el objetivo de disminuir las consecuencias negativas que se presenten tanto en la madre como en el feto.

¿Puede alterar la situación social, económica y demográfica la evolución normal de un embarazo?

No es lo mismo que una mujer se quede embarazada en situación de desnutrición o que tenga una alimentación totalmente saludable. Sin embargo, no es sólo la alimentación uno de los factores que se estudian en este apartado; a continuación veremos los más importantes:

- Edad materna: tanto por exceso como por defecto; es decir, son grupo de riesgo las menores de 15 años y las que sobrepasan los 35.
- Peso corporal: las mujeres obesas y las excesivamente delgadas son incluidas en grupo de riesgo.
- Hábito tabáquico: fumar más de 10 cigarrillos diarios puede alterar el crecimiento fetal y aumentar el índice de embarazos extrauterinos.
- Otros hábitos: alcohol y drogas (en independencia del tipo).

- Riesgo laboral: no es lo mismo el embarazo de una mujer que trabaje con productos químicos o que tenga estrés físico y psicológico importante, que el de una mujer con un trabajo cómodo y sin riesgos.
- Sin control sanitario del embarazo: lleva consigo un riesgo elevado.

¿Qué patologías o situaciones pueden hacer que se englobe el embarazo en el subgrupo de riesgo?

La valoración del riesgo de la gestación se debe efectuar en cada una de las visitas que se realizan a lo largo del embarazo. Los parámetros de que nos servimos los encontramos en lo que la paciente refiere, en la exploración clínica y en las ecografías y analíticas que se realizan. A continuación se describe una serie de circunstancias que indican cierto riesgo obstétrico.

- Tensión arterial elevada. Quizás sea ésta una de las patologías más importantes en obstetricia y en las enfermedades que provoca el embarazo. Puede comprometer la vida del feto y, en ocasiones, la de la madre.
- Alteraciones de glucemia en sangre. Es una patología relativamente frecuente, y su control va a provocar que tanto la madre como el feto no aumenten demasiado de peso.
- Anemia de características graves. Actualmente, raro es el caso en que no sea necesario aportar algún fármaco para que la embarazada no sufra anemia importante. Existen casos graves que requieren transfusiones a la madre.
- Infecciones urinarias que se repiten durante el embarazo. Estas infecciones hay que detectarlas en el menor tiempo posible para que no se extiendan a los riñones, produciéndose así una patología más grave.
- Embarazo múltiple. Es «algo pesado» de llevar y además constituye por sí solo un embarazo de riesgo. Obviamente, más cuantos más fetos haya.
- Infección transmitida a lo largo del embarazo. Pueden afectar al feto de muchas formas, dependiendo del germen, de la semana de gestación en la que se produjo y de numerosos factores más.
- Exceso o aumento de líquido amniótico. Es aquel que rodea al feto y que debe ser valorado en todas las ecografías, porque puede servir para indicarnos si algo no marcha bien.
- Localización inadecuada de la placenta. Se diagnostica con ecografía a partir de determinadas semanas de gestación. La placenta, a veces, hace imposible el parto vaginal; es lo que se denomina placenta previa.
- Contracciones uterinas antes del término del embarazo. Es lo que se llama amenaza de parto pretérmino. Actualmente, los problemas deri-

vados de esta patología han disminuido gracias a los fármacos empleados para frenar el parto y a los avances de la rama de pediatría llamada neonatología.

- Rotura prematura de las membranas que envuelven al feto. Dependiendo de cuándo suceda el problema será diferente, pero, como en el apartado anterior, los avances han sido fundamentales para atajar sus consecuencias.

- Otros. Una alteración del crecimiento del feto en relación con las semanas de gestación, un problema materno que precise intervención médica o quirúrgica inmediata, cualquier hemorragia genital importante, un mioma uterino que crezca durante el embarazo...

¿Siempre se tiene el mismo riesgo si se cumple alguno de los factores antes mencionados?

No. En los últimos años, las autoridades científicas han ideado una serie de tablas en las que se pueda calcular el riesgo de cada una de las pacientes, de acuerdo con sus características. Por ejemplo, es lógico pensar que no puede tener la misma importancia que una paciente sufra una cardiopatía seria, que el mero hecho de que una gestante sea extremadamente delgada. Los parámetros son revisados para evaluar el riesgo materno-fetal y clasificar el embarazo de bajo, medio o alto riesgo. Algunos ejemplos de alto riesgo son: diabetes mellitus muy avanzada, hipertensión grave, cardiopatías graves, sida, retraso del crecimiento fetal y placenta previa total.

RECUERDE

- Son cuatro grupos los orígenes de los factores de riesgo: antecedentes médicos, antecedentes obstétricos, situación sociodemográfica y evolución del embarazo.
- Evidentemente cada uno de estos factores no representa el mismo riesgo para la madre ni para el hijo.
- Los factores de riesgo son revisados en cada una de las consultas del control del embarazo.
- El tabaco, nuevamente, constituye un riesgo materno-fetal. No se debe fumar nunca en el embarazo.
- Hay factores de riesgo que sólo se determinan a través de la ecografía o analítica.

LA ECOGRAFÍA DURANTE LA GESTACIÓN

¿Cuándo empezó a utilizarse la ecografía en el embarazo?

Los primeros que utilizaron la ecografía para visualizar el feto dentro del útero fueron el Dr. Donald y sus colaboradores en 1958. Desde entonces los avances de esta técnica han hecho posibles diagnósticos fetales y aplicaciones terapéuticas, antes impensables.

¿En qué consiste la ecografía obstétrica?

Es un método que utiliza ondas sonoras intermitentes de alta frecuencia que son generadas por aplicación de una corriente alterna a un transductor de material piezoeléctrico. Este transductor es lo que contacta con la madre, y se aplica con un gel hidrosoluble para disminuir la pérdida de ondas de ultrasonidos entre la piel y el transductor. Puede aplicarse desde la vagina o desde el abdomen.

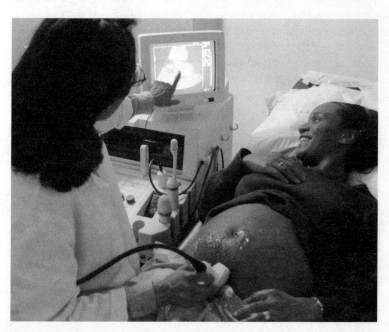

¿Es segura la utilización de la ecografía sobre el feto?

Los ultrasonidos no tienen ningún efecto biológico en el tejido del feto.

¿Cuántas ecografías se deben realizar en el control de un embarazo normal?

El número imprescindible de ecografías que deben realizarse en un embarazo normal es de tres: una en cada trimestre. En embarazos de riesgo este número debe aumentar para conseguir un control más estricto del mismo.

¿Cuándo se realiza la primera ecografía?

Si no hay ningún síntoma de alarma la primera ecografía se debe realizar alrededor de la semana 12, calculada desde la última menstruación. Se realizará preferentemente vía vaginal, pues la visualización del embrión y de las estructuras que lo rodean es mejor. Con ella se va a medir al embrión y a constatar las semanas reales de embarazo, cuyo número varía en ocasiones con respecto al calculado a partir de la última regla. Es la encargada de diagnosticar si es un embarazo único o múltiple, y en este último caso la relación que existe entre las placentas. También se debe medir el espacio que hay por detrás de la nuca, debajo de la piel, porque un aumento de esta medida se relaciona con una posible alteración en los cromosomas del feto. Así mismo, se deben examinar el útero y los ovarios, pues pueden encontrarse miomas o quistes que haya que controlar durante el embarazo.

¿Cuándo se realiza la ecografía del segundo trimestre?

La ecografía del segundo trimestre es la más importante para detectar las posibles malformaciones del feto. Se realiza entre las semanas 18 y 20. En caso de observar malformaciones fetales se pueden aplicar otras técnicas de diagnóstico para completar el estudio y estar a tiempo de ajustarse a las disposiciones legales de la interrupción voluntaria del embarazo. La ecografía de la semana veinte se realiza fundamentalmente vía abdominal, aunque en ocasiones la exploración se completa vía vaginal. Del feto se suele medir la distancia entre los parietales, la circunferencia del abdomen fetal y la longitud del fémur. En este momento se puede averiguar el sexo del futuro bebé. Así mismo, se debe estudiar la cantidad de líquido que rodea al feto y la localización de la placenta.

Es importante que la pareja sea consciente de que la ecografía es un método diagnóstico que en ocasiones no puede detectar todas las alteraciones. Se debe pensar en la ecografía como un método que intenta ayudar y clarificar el conocimiento sobre el desarrollo fetal, pero siendo conscientes de sus limitaciones.

¿Cuándo se realiza la ecografía del tercer trimestre?

Si el embarazo evoluciona correctamente y no existe ningún factor de riesgo añadido, la tercera ecografía se realiza alrededor de la semana 34. Esta ecografía es muy importante para evaluar el adecuado crecimiento del feto, pues en ocasiones, y debido a numerosas causas, se inicia un crecimiento retardado fetal que puede provocar la finalización del embarazo en pocas semanas.

Una vez más se examina la anatomía del futuro bebé y se cuantifica el líquido amniótico y el estado de la placenta. Es, además, el momento de objetivar la posición del feto, es decir, si la cabeza se encuentra en la pelvis, o son las nalgas las que la ocupan.

RECUERDE

- Los ultrasonidos empleados en la realización de la ecografía fetal no representan ningún riesgo para el tejido del feto.
- La ecografía encargada de valorar la morfología de los órganos y estructuras fetales se realiza en la semana veinte de gestación.
- La ecografía vaginal valora mejor las características embrionarias del primer trimestre, aunque también se puede utilizar el transductor abdominal.
- La ecografía que valora mejor el correcto crecimiento fetal se realiza en torno a la semana 34 de gestación.
- La ecografía no es capaz de diagnosticar todas las posibles malformaciones que pueda presentar un feto; es un método muy válido, pero no infalible.

SABÍA USTED QUE...

- El estómago es visible por ecografía a partir de la semana 13 o 14 de gestación.
- Un embrión al final de la quinta semana mide de 2 a 4 mm.
- El intestino delgado no se hace evidente en la ecografía hasta la semana 27, y tan sólo se observa en el 30% de los fetos en la semana 34.
- Por su parte, el intestino grueso se ve desde la semana 22, y en la semana 28 de gestación se consigue observar en el 100% de los fetos explorados.

ALTERACIONES CROMOSÓMICAS FETALES. DIAGNÓSTICO

Cada ser humano tiene una información genética única que transmite de generación en generación y que está codificada en los genes, que a su vez se encuentran en los cromosomas. Todas las células humanas tienen 46 cromosomas, excepto las encargadas de la reproducción, los espermatozoides y los ovocitos, que poseen 23. Esta reducción es lo que permite que al unirse un espermatozoide y un ovocito, formen un feto con un número adecuado de cromosomas, 46. La alteración de alguno de estos cromosomas, ya sea por defecto, exceso o distribución, provoca, por lo general, trastornos físicos e intelectuales en intensidades variables.

¿Qué es un gen?

Gen es cada una de las partes dispuestas en un orden fijo a lo largo de los cromosomas y que determina la aparición de los caracteres hereditarios en los virus, las bacterias, las plantas y los animales.

¿Se pueden diagnosticar los trastornos genéticos en los fetos?

Lo permiten muchos métodos, pero todos ellos son agresivos, y poseen un determinado riesgo tanto para la madre como para el bebé, por cuyo motivo se debe discriminar qué mujeres o qué situación son las que merecen correr dicho riesgo. Las pruebas diagnósticas empleadas son la biopsia corial, la amniocentesis y la cordocentesis.

¿Qué es la biopsia corial?

Es una prueba que permite obtener tejido de lo que será la placenta y que posee la misma información genética que el feto. Esta técnica se realiza entre las semanas 8 y 13. Se puede realizar a través del cuello de útero o atravesando la pared abdominal; esto depende fundamentalmente de las semanas de gestación y de la localización de la placenta. Este método tiene mayor porcentaje de pérdida de embriones que otras pruebas, como la amniocentesis, estimándose entre el 2 y el 4%. La complicación más frecuente es la hemorragia genital y también puede producir infecciones. Es la elegida en los casos en los que hay que detectar cuanto antes los problemas del feto, pues los resultados pueden obtenerse antes de la finalización del primer trimestre.

¿Qué es la amniocentesis?

Muy conocida por las mujeres embarazadas, pues es la técnica que mayoritariamente se utiliza para diagnosticar alteraciones cromosómicas en los fetos. Se suele realizar alrededor de las semanas 14-17. La amniocentesis consiste en obtener líquido amniótico, para lo cual se debe atravesar con una aguja de pequeño calibre la pared abdominal traspasando la pared del útero y aspirar posteriormente una cantidad del líquido que rodea al feto. Las pérdidas de los embarazos tras la realización de la amniocentesis están entre el 0,3 y el 1%. Las lesiones fetales o las infecciones con esta técnica no son frecuentes. Los resultados definitivos de esta prueba se obtienen al cabo de dos o tres semanas. Se utiliza también para detectar alteraciones del tubo neural y de tipo metabólico.

¿Qué es la funiculocentesis o cordocentesis?

Es una técnica invasiva a través de la cual se punciona el cordón umbilical para obtener sangre. Se lleva a cabo a partir de la semana 19-20 y debe ser realizada por obstetras expertos pues el riesgo de pérdidas fetales asciende al 3%. Este tipo de prueba diagnóstica se realiza cuando existe la necesidad de conocer la distribución genética rápidamente, pues, habitualmente, tras 3-5 días está confirmado el diagnóstico. Por otro lado, también se emplea para el estudio de otras enfermedades fetales, como la anemia, o alteraciones metabólicas que pudieran aparecer a lo largo del embarazo. Ésta es la prueba que se utiliza ante una mujer que en la ecografía de la semana 20 presenta malformaciones fetales, que puedan hacer sospechar que existe una alteración cromosómica.

¿Qué malformaciones cromosómicas se diagnostican con estas técnicas prenatales?

La biopsia corial, la amniocentesis o la funiculocentesis son técnicas capaces de diagnosticar cualquier problema en la distribución de los cromosomas, también llamado cariotipo. Pueden determinar si el bebé es portador de trisomía 21, síndrome de Down y otras alteraciones del mapa genético; las más frecuentes son los localizadas en los cromosomas 18,13, y los sexuales X e Y. Con estudios completos, estas técnicas son capaces de observar mínimas alteraciones de información genética que no reportan ningún significado clínico. También se pueden diagnosticar enfermedades hereditarias como la fibrosis quística u otras relacionadas con la presencia o no de enzimas imprescindibles para el correcto metabolismo.

¿Por qué no se realizan estas pruebas a todas las embarazadas?

Debemos explicar que estas pruebas no son obligatorias para ninguna embarazada, y que la decisión de realizárselas debe consensuarse con la pareja, valorando los pros y los contras. No todas las parejas piensan de la misma manera cuando se les informa que tienen mayor riesgo de tener un hijo con una malformación cromosónica. Todas tienen riesgo de tener un bebé con cromosomopatías, pero no todas tienen la misma cantidad de riesgo. La medicina ha estudiado todo tipo de test y pruebas para identificar aquellas que más riesgo puedan correr, pero ninguna de ellas ha dado la solución al 100%. Por este motivo, aunque la mujer se haya sometido a numerosas pruebas y ecografías con resultado negativo, va a tener siempre una posibilidad de tener un hijo con una malformación cromosómica, si bien ese riesgo siempre será menor que el que pueden correr las mujeres cuyas pruebas preliminares han dado positivo para alteraciones cromosómicas. El motivo por el cual no se realizan amniocentesis, biopsias coriales, o cordocentesis a todas las gestantes es porque son pruebas invasivas, con riesgos maternos y fetales importantes.

¿Qué parejas tienen mayor riesgo de sufrir cromosomopatía fetal?

Todos los estudios que existen al respecto intentan detectar características de la pareja y del embarazo que provoque un riesgo aumentado para sufrir una cromosomopatía. Los marcadores pueden variar desde un aspecto clínico, como puede ser la edad materna, hasta hallazgos ecográficos en el feto, placenta o cordón umbilical, o bien resultados analíticos alterados. Como se ha comentado, todos los hallazgos establecen un índice de riesgo, pero ninguno define por sí solo el diagnóstico de alteraciones cromosómicas fetales. La edad materna es uno de los factores más frecuentes que indican la conveniencia del diagnóstico prenatal. Se ha establecido que por encima de 35 años el riesgo de tener un feto con cromosomopatías es lo suficientemente elevado para justificar el riesgo que supone la realización de una amniocentesis. Este riesgo va aumentando según va avanzando la edad de la mujer. Tanto es así, que una embarazada de 20 años tiene un riesgo de 1/1.527 de tener un hijo con síndrome de Down, mientras que una mujer de 35 años tiene un riesgo de 1/356; en edades superiores el riesgo puede llegar a ser de 1/97 si supera los 40 años. Dado que la edad de las mujeres embarazadas ha aumentado, se realizan con mayor frecuencia pruebas de diagnóstico prenatal.

Otro motivo frecuente es el antecedente de haber tenido un hijo con una alteración cromosómica. En el caso de un hijo diagnosticado de síndrome de Down, en los siguientes embarazos tiene un riesgo de tener este mismo diagnóstico del 1%. Cuando existen alteraciones del mapa genético en alguno de los progenitores, el riesgo de concebir un hijo con malformaciones cromosómicas aumenta, y es conveniente el consejo de un genetista para cuantificar el riesgo según el tipo de alteración genética de los padres.

Las ecografías que se realizan en el primer trimestre tienen el objetivo de investigar alteraciones que pudieran hacer sospechar que existe un problema genético en ese embrión. Hace algo más de una década se relacionó la medida del tejido subcutáneo de la región nucal con la posibilidad de tener un hijo con malformaciones genéticas. Esta medición se denomina pliegue nucal; a mayor valor, mayor riesgo de padecer una cromosomopatía. El momento de realizar esta medida se fija entre las semanas 10 y 14. No obstante, son muchos los estudios que se han realizado para incorporar otras medidas o hallazgos ecográficos para detectar el mayor número de casos de cromosomopatías fetales, y ninguno es capaz de diagnosticar el 100% de los casos, ni siquiera el pliegue nucal, aunque se debe realizar en las exploraciones ecográficas del primer trimestre. Así mismo, determinadas malformaciones fetales sugieren una mayor probabilidad de que ese feto sufra una alteración cromosómica.

Estas malformaciones fetales suelen localizarse en el corazón, en el cerebro, en la pared abdominal o incluso con un acúmulo excesivo de líquido debajo de la piel. Por otro lado, también se han descrito alteraciones en sustancias determinadas (tales como la alfa-fetoproteína, gonadotropina coriónica, estradiol, la proteína A asociada al embarazo) en sangre de la madre extraída en el primer y segundo trimestre. Muchas de estas sustancias varían según las características de la embarazada, y no se establecen diagnósticos de seguridad en ningún caso.

¿Cuáles son las cromosomopatías más frecuentes?

La alteración cromosómica más frecuente en la especie humana es el síndrome de Down, que se caracteriza por la existencia de tres cromosomas 21. En general, tiene una incidencia en la población de 1/800-600 recién nacidos vivos, pero realmente se conciben el doble, pues más de la mitad desembocan en abortos espontáneos. Esta malformación cromosómica está relacionada fuertemente con la edad materna.

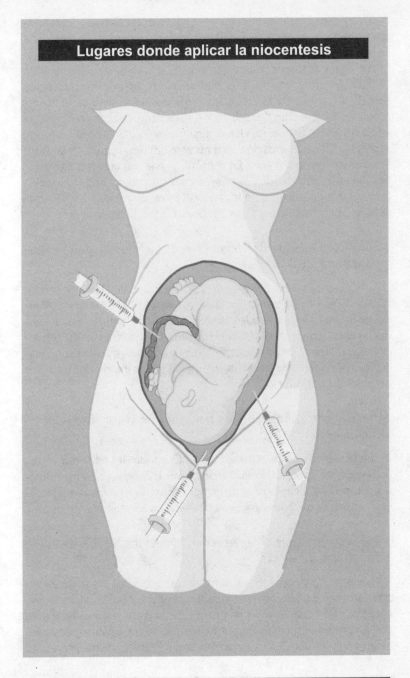

Lugares donde aplicar la niocentesis

La segunda cromosomopatía más frecuente es la existencia de tres cromosomas 18, también denominada síndrome de Edwards. La incidencia en este caso es de 1/8.000 recién nacidos. Nuevamente, la edad materna es uno de los factores más importantes.

En el tercer lugar se puede encontrar la alteración de un cromosoma sexual, por la existencia de un solo cromosoma X, denominado síndrome de Turner. Uno de cada 10.000 nacimientos de mujeres presenta este síndrome. Con una incidencia algo menor, 1/20.000 recién nacidos, se observa una malformación en el número de cromosomas 13, también llamada síndrome de Patau. En realidad, se podrían observar alteraciones de cada uno de los 23 cromosomas que configuran la especie humana, aunque muchos no se observan en recién nacidos debido a que su alteración provoca una situación de incompatibilidad con la vida.

¿Qué alteraciones suelen tener un recién nacido diagnosticado de síndrome de Down?

Los diagnosticados de trisomía 21 o síndrome de Down presentan retraso mental de intensidad variable, con cara aplanada, orejas colocadas de forma más descendida y lengua agrandada. También sufren anomalías en las extremidades. A nivel interno son frecuentes las malformaciones cardíacas y los problemas intestinales. Todas estas alteraciones se expresan en diferentes grados de intensidad que es imposible diagnosticar antes del nacimiento.

¿Qué malformaciones clínicas tienen los fetos con alteración del cromosoma 18?

En la mayoría de los casos son niñas. Casi todos los fetos sufren una malformación cardíaca, lo que suele provocar la muerte en los primeros meses. Esta alteración se acompaña de retraso mental variable, al igual que deformidades variables en la cara, en las manos y en los pies.

¿Qué problemas suelen aparecer en la niña diagnosticada de síndrome de Turner?

Las principales características físicas que presentan las mujeres con este síndrome son las siguientes: tienen baja estatura; el 20% sufre retraso mental de diferentes grados; poseen un cuello corto con una base muy ancha, como una membrana; por lo general, no consiguen espontáneamente un desarrollo de los caracteres sexuales y carecen de menstruación.

¿Qué alteraciones se derivan de una malformación en el cromosoma 13?

Como es habitual, en estas alteraciones existe retraso mental de intensidad variable, deformaciones en la cara y cuero cabelludo, así como en las orejas, que se disponen cerca del cuello. Estos fetos sufren graves problemas cardíacos y renales y, a menudo, alteraciones en el aparato genital. Las manos tienen pliegues entre los dedos. Se observan casos de apnea en que el bebé deja de respirar por un período prolongado.

¿Todos los casos son causa suficiente para aceptar la interrupción del embarazo?

La Ley Orgánica 9/1985, de 5 julio (BOE n.º 166, de 12/7/1985), despenaliza el aborto practicado por un médico si cumple alguno de los siguientes requisitos:

- Para evitar una enfermedad grave física o psíquica de la madre, lo que se denomina aborto terapéutico. Para que la mujer pueda someterse a este supuesto debe realizarse un informe médico especialista que avale el diagnóstico.
- Cuando el embarazo haya sido consecuencia de una violación denunciada previamente. Éste es el denominado aborto ético, pero debe realizarse antes de que el embarazo supere las 12 semanas.
- Cuando se presume que el feto sufre graves defectos físicos y /o psíquicos. En este caso también es necesaria la existencia de un informe de un especialista que explique las malformaciones o taras que presumiblemente porta el feto. Este tipo de aborto se denomina eugenésico, y se debe practicar antes de la semana 22 de gestación.

En caso de diagnosticarse una alteración cromosómica grave, como las que hemos presentado en este capítulo, el tercer supuesto concuerda siempre y cuando la edad gestacional no supere las 22 semanas.

¿Qué métodos existen para realizar una interrupción voluntaria del embarazo?

Las técnicas que se utilizan para la interrupción voluntaria del embarazo dependen fundamentalmente del número de semanas. Se pueden emplear métodos quirúrgicos, y farmacológicos, existiendo varios medicamentos válidos para este fin. No obstante, el método practicado lo decidirá el médico de acuerdo con las características individuales de cada caso y del protocolo de actuación del centro en el que se lleve a cabo.

¿Cuáles son las complicaciones debidas a una interrupción voluntaria del embarazo?

Las complicaciones varían según la edad gestacional y el método empleado. Cuanto mayor sea el número de semanas, mayor será la probabilidad de complicaciones; se estima que aparecen complicaciones entre un 0,5 y un 3% en el primer trimestre, y ascienden entre un 1 y un 9% en el segundo trimestre. Las complicaciones más graves, pero afortunadamente poco frecuentes, son:

- Hemorragias vaginales intensas.
- Infecciones graves en la pelvis.
- Perforaciones y lesiones en el útero.
- Alteraciones de la coagulación.
- Embolia del líquido amniótico.

Otros problemas son las adherencias intrauterinas que deforman la cavidad e impiden la localización de otro embrión. Las depresiones y alteraciones del ánimo son frecuentes en este tipo de pacientes.

¿Cuándo vuelve la menstruación?

Aunque esto es variable, lo normal es que aparezca al cabo de cuatro a ocho semanas tras la interrupción.

SABÍA USTED QUE...

- La cromosomopatía más frecuente en la especie humana es el síndrome de Down o trisomía del cromosoma 21, con una incidencia en la población general de 1/800-600 recién nacidos vivos.
- La elevada edad materna es uno de los factores de riesgo más importante para concebir un hijo con alteraciones cromosómicas.
- Todos los hallazgos (ecográficos, analíticos, clínicos...) establecen un índice de riesgo para sufrir una cromosomopatía en el embarazo, pero ninguno define por sí solo el diagnóstico de alteraciones cromosómicas fetales.
- Las pérdidas de los embarazos tras la realización de la amniocentesis están entre el 0,3 y el 1%.
- Todas las células humanas tienen 46 cromosomas, excepto las células encargadas de la reproducción, los espermatozoides y los ovocitos, que poseen la mitad, es decir, 23 cromosomas.

EMBARAZO E HIPERTENSIÓN

¿Con qué cifra tensional se considera hipertensión en la embarazada?

Una de las modificaciones más llamativas que sufre la mujer en casi todo el embarazo era la tendencia a la tensión baja. Los límites considerados como hipertensión son los mismos que para la población en general, es decir, la cifra de la tensión máxima (sistólica) superior o igual a 140 mmHg, y la mínima (diastólica) superior o igual a 90 mmHg. Para confirmar la elevación de la tensión de forma persistente, se debe tomar nuevamente con un intervalo mínimo de cuatro horas respecto a la otra medición.

¿Cómo se debe tomar la tensión arterial?

Se debe realizar preferiblemente por la mañana, tras haber permanecido quince minutos en reposo. Con la paciente sentada se tomará en el brazo derecho, colocado a la altura del corazón. En esta postura se realizará en las sucesivas ocasiones. El manguito será de unos 12-15 cm y rodeará al brazo; deberá inflarse rápidamente y desinflarse paulatinamente hasta escuchar las dos tensiones. Es mejor utilizar los manguitos manuales que sofisticados aparatos. Se estima que el paciente debe llevar más de media hora sin fumar y sin tomar café.

¿En qué consiste la preeclampsia?

La preeclampsia es una enfermedad exclusiva de la mujer embarazada que consiste en la existencia de tensión arterial elevada y eliminación de proteínas por la orina. Además, estas mujeres pueden presentar edemas, es decir, hinchazón de diferentes partes del cuerpo, generalmente en piernas y manos. Para determinar la eliminación exagerada de proteínas se debe realizar un análisis de orina; si no existe esta alteración no se puede diagnosticar a una mujer de preeclampsia aunque presente hipertensión y edemas. La preeclampsia aparece a partir de la semana 20 de embarazo; es excepcional que se presente antes. Cuanto antes aparezca más probabilidades habrá de que produzca importantes complicaciones y problemas para la madre y el bebé.

¿Es frecuente la preeclampsia?

En nuestro país la preeclampsia se observa con poca frecuencia si se compara con Estados Unidos o Gran Bretaña. Aquí se presenta en el 1,4% de los embarazos, frente al 10% de las norteamericanas en su primer embarazo.

¿Cuál es el origen de la hipertensión provocada por el embarazo?

Se desconoce la causa que la origina, pero se piensa que la placenta y las condiciones cardiovasculares de la madre tienen la parte más importante. En general, se aceptan los factores de riesgo que aparecen en la tabla I.

TABLA I
FACTORES DE RIESGO QUE PRODUCEN PREECLAMPSIA

- Edad materna > 40 años.
- Raza negra.
- Primer embarazo.
- Embarazo gemelar.
- Obesidad materna.
- Dieta materna.
- Gran cantidad de tejido placentario.
- Historia en la familia de preeclampsia.
- Hipertensión previa al embarazo.
- Enfermedades renales.
- Diabetes mellitus.
- Uso de anticonceptivos de barrera (preservativo, diafragma...).
- Cambio de compañero en cada embarazo.

Algunos de estos factores pueden parecer extraños, como el uso de preservativos antes de decidirse a tener un hijo. Esto obedece a que la preeclampsia está relacionada con factores de inmunidad. La mujer, al mantener relaciones sexuales con preservativo, no está acostumbrada a tener contacto con los espermatozoides de su compañero, por lo que, cuando lo tiene, genera una respuesta inmunológica como si se tratara de una vacuna, es decir, crea «defensas». Por este motivo, va desencadenar mecanismos frente al fruto de la fecundación, provocando alteraciones en la placenta.

Lo mismo sucede con las parejas que han tenido una corta vida sexual antes del embarazo; el motivo es el escaso tiempo de contacto con el semen de la pareja para evitar rechazos inmunológicos.

Hay factores tan importantes como el hecho de ser el primer embarazo, pues hay médicos que afirman que el 75% de las mujeres que padecen preeclampsia son primíparas. Se ha relacionado la altitud con mayor riesgo de preeclampsia; por ejemplo, la frecuencia de esta enfermedad en las mujeres que viven a 3.000 m es del 16%, mientras que los embarazos a 1.300 m presentan esta complicación en el 3% de los casos. La alimentación también influye; así, por ejemplo, las dietas pobres en calcio han contribuido a que la enfermedad esté más presente, tal y como se ha observado en Sudamérica.

¿Qué síntomas puede presentar la mujer con preeclampsia?

La mujer que sufre un preeclampsia puede presentar otra serie de signos y síntomas además de la tensión elevada. En la mayoría de los casos muestra edemas en piernas y manos, aunque en ocasiones de mayor gravedad pueden verse en cara y cuello. Este cuadro se debe a un mal manejo de los líquidos, los cuales se depositan en dichas zonas; en los casos más graves el exceso de líquido puede aparecer en los pulmones y generar gran dificultad para respirar. Los síntomas más graves son: cefalea importante, acompañada o no de alteraciones en la visión, en forma de «moscas volando» o falta de visión momentánea; dolor abdominal, sobre todo en la «boca del estómago», lo que se traduce en una alteración seria del hígado y de todas sus funciones; y, por último, convulsiones, que presentan el cuadro más peligroso. A esta última situación se denomina eclampsia, y lo paradójico es que se puede observar con cifras de tensión dentro de la normalidad o no excesivamente elevadas; afortunadamente la eclampsia es una complicación muy rara en nuestro medio.

¿Por qué es tan preocupante que la embarazada padezca preeclampsia?

El embarazo que se ve afectado por la aparición de una preeclampsia es considerado como de alto riesgo debido a las posibles complicaciones maternas y fetales. En cuanto a la madre, hay dos situaciones de extrema gravedad que se asocian a la preeclampsia: la aparición de convulsiones y la afectación hepática.

En caso de que se produzca una eclampsia, convulsiones ocasionadas por la preeclampsia, la mortalidad materna alcanza el 20% debido a las hemorragias cerebrales que pueden originarse. Cuando existe afectación del hígado se produce una alteración de todas las funciones.

En cuanto a la repercusión fetal, la alteración de la placenta va a ser decisiva para el estado del bebé, pues puede desencadenar un crecimiento fetal disminuido, o ser causa indirecta de prematuridad. Este hecho es debido a que en muchas ocasiones el feto se tiene que extraer antes de tiempo. Así mismo, cuando la analítica de la mujer se altera y existen problemas de coagulación y de plaquetas, el bebé tiene un riesgo importante de que la placenta se desprenda antes de tiempo, lo que se comenta en el capítulo de las hemorragias genitales. No obstante, la preeclampsia, en la mayoría de las ocasiones, no representa peligro inminente para la madre y el feto, pero es una alarma para extremar los cuidados y controles.

¿Cuál es el tratamiento de la preeclampsia?

Su tratamiento está encaminado a normalizar las cifras de tensión. La indicación de tratamiento dependerá de las semanas de embarazo a la hora del diagnóstico y de la gravedad de la preeclampsia. Los fármacos empleados son algunos de los hipotensores que se utilizan en aquellas personas que sufren hipertensión, pero no todos se pueden utilizar en embarazadas. Esta enfermedad desaparece a la finalización del embarazo.

¿Ayuda el reposo en este tratamiento?

No se recomienda de forma sistemática el reposo estricto para las mujeres de más de 28 semanas, aunque el esfuerzo y el estrés no ayudan a mejorar esta enfermedad. No siempre hay que mantener a la mujer hospitalizada si se trata de un preeclampsia leve y si la gestante realiza los controles necesarios.

Las mujeres que sufren de tensión elevada deben llevar dieta pobre en sal. ¿Debe hacer lo mismo la embarazada con preeclampsia?

No. Si la embarazada no tiene ninguna enfermedad por la que deba disminuir la ingesta de sal, no debe modificar su dieta. Sólo habrán de llevarla a cabo aquellas mujeres que antes del embarazo presentaban hipertensión.

ALTERACIONES DE LA GLUCOSA DURANTE EL EMBARAZO

Una patología frecuente en el embarazo es la diabetes. Debido a la importancia que este proceso tiene para el correcto desarrollo fetal, toda mujer gestante debe someterse a pruebas específicas para su diagnóstico. En este capítulo sólo se tratarán los problemas de la diabetes gestacional; no se abordará la patología de la mujer que con anterioridad al embarazo era diabética.

¿Qué es la diabetes?

La diabetes mellitus es una enfermedad metabólica en la que existe un problema a la hora de manejar los niveles de glucosa en la sangre. El problema se produce cuando no se puede introducir glucosa dentro de la célula por un déficit de insulina.

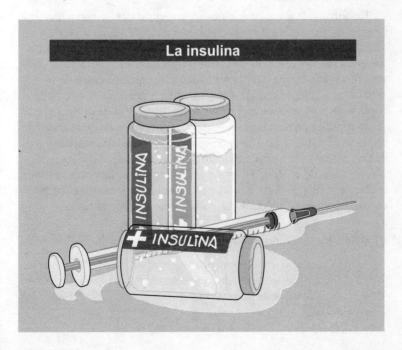

La insulina

¿Qué es la insulina?

Es una hormona producida por las células del páncreas y cuya acción principal es facilitar la entrada de la glucosa en el interior de las células del organismo según sus necesidades. Desde hace más de 75 años esta hormona se sintetiza artificialmente y es el tratamiento de determinados tipos de diabetes mellitus.

¿Qué tipos de diabetes mellitus existen?

Se clasifica como diabetes tipo 1 si precisa insulina, o tipo 2 si no la requiere. Otra clasificación se puede realizar en relación con el embarazo: la diabetes pregestacional sería la diabetes diagnosticada antes del embarazo, y la diabetes gestacional la que se diagnostica durante el embarazo. El término gestacional quiere implicar que esta enfermedad es provocada por el embarazo, quizá por los cambios propios del mismo sobre el metabolismo de la glucosa.

¿Qué clínica presentan las pacientes diabéticas fuera del embarazo antes de ser diagnosticadas?

Las formas de presentación de esta enfermedad son muy variadas y pueden oscilar entre un cuadro grave que puede llevar al coma y un diagnóstico precoz de la misma mediante una analítica de rutina. En las pacientes jóvenes con diabetes mellitus tipo 1, la forma de debutar suele ser brusca; en semanas o días presentan un constante deseo de ingerir bebidas azucaradas, el apetito les aumenta, a pesar de que se observa pérdida de peso, refieren una eliminación de excesiva de orina, y si esto no se consulta pueden llegar a tener vómitos, náuseas, deshidratación importante y alteraciones de la conciencia. En el caso de muchos países industrializados, la forma más habitual de diagnosticar la diabetes tipo 2 es a través de análisis de rutina en las revisiones laborales. Es muy importante diagnosticar lo más precozmente esta enfermedad pues, con un tratamiento adecuado, se puede cambiar su pronóstico.

¿Existen factores que predispongan a padecer diabetes?

Existen factores de riesgo que hacen que sea preciso averiguar de forma sistemática la aparición de la diabetes mellitus; son los siguientes:
- Historia familiar de diabetes mellitus.
- Obesidad.
- Edad superior a los 40 años.

- Cifras de glucosa elevada en situación de estrés.
- Colesterol elevado.
- Triglicéridos elevados.
- Antecedente de diabetes gestacional.
- Haber tenido un hijo con un peso > 4.000 g al nacer.

No todas las personas que observen alguno de estos factores van a padecer diabetes, pero conviene un control periódico de las cifras de glucosa en sangre para conseguir un diagnóstico precoz.

¿Por qué el embarazo induce la aparición de diabetes mellitus?

Debido a las modificaciones que se llevan a cabo en el organismo de la embarazada se observa una tendencia a la instauración de diabetes a lo largo de la gestación. Las hormonas presentes en el embarazo hacen que las células sean resistentes al efecto de la insulina, por lo que los niveles de glucosa en sangre tienden a elevarse si la madre tiene una reserva pancreática disminuida, pero si la mujer responde adecuadamente elevando la producción de insulina, no se instaurará la diabetes gestacional.

¿Es frecuente el diagnóstico de diabetes gestacional?

La frecuencia de la diabetes gestacional en España varía entre el 10,7 y el 16,2% y constituye el 90% de todas las diabetes durante el embarazo.

¿Existen factores de riesgo para que una embarazada sufra diabetes gestacional?

Los factores de riesgo para padecer diabetes gestacional son similares a los de la población general.

Los más importantes son los siguientes:
- Edad avanzada de la madre.
- Historia familiar de diabetes mellitus.
- Obesidad.
- Grupo étnico: negra, hispanoamericana o asiática.

Sin embargo, tan sólo el 50% de las mujeres diagnosticadas de diabetes gestacional presenta alguno de estos factores de riesgo.

Una mujer que durante su embarazo fue diagnosticada de diabetes gestacional, ¿será diabética a lo largo de su vida?

El antecedente personal de la diabetes gestacional es un factor de riesgo para desarrollar en un futuro diabetes mellitus. Numerosos estudios demuestran que más de la mitad de las mujeres con diabetes gestacional desarrollan diabetes mellitus en los veinte años siguientes.

¿Cómo se diagnostica la diabetes gestacional?

La prueba se realiza habitualmente entre las semanas 24 y 28 y consiste en una determinación de la cifra de glucosa en sangre de la madre al cabo de una hora de haber tomado 50 g de glucosa. Esta prueba se denomina test de O'Sullivan. Si se obtienen resultados positivos, se realizará otra prueba que dará el diagnóstico definitivo de la existencia o no de diabetes gestacional.

Esta prueba confirmatoria es la llamada sobrecarga oral de glucosa, que consiste en que la mujer ingiera 100 g de glucosa disueltos en 250 ml de líquido en cinco minutos. Posteriormente se realiza una determinación de glucosa inmediatamente después de tomar el azúcar, una, dos y tres horas después. Se considera positiva si dos o más valores superan los límites marcados como normales. En caso de que tan sólo un valor esté alterado, la prueba se debe repetir al cabo de tres semanas.

¿Debe la mujer tener alguna preparación para someterse a la prueba de sobrecarga oral de glucosa para el diagnóstico definitivo de la diabetes gestacional?

La mujer debe llevar de 8 a 14 horas en ayunas, y los tres días previos no haber reducido los hidratos de carbono, sino que en su dieta tuviera como mínimo 150 g diarios de hidratos de carbono.

¿Qué efectos nocivos produce en el feto la diabetes gestacional?

La diabetes gestacional es menos peligrosa para el feto que el que la mujer padezca diabetes mellitus previa al embarazo, pues esta última aumenta el riesgo de graves malformaciones y muerte fetales. En el caso de mujeres que han sido diagnosticadas de diabetes gestacional el punto que se ha de vigilar estrechamente es el crecimiento excesivo del feto, lo que se denomina macrosomía, porque los niños de madres diabéticas, cuando son muy grandes, poseen mucho tejido adiposo acumulado en el tronco y los hombros, lo que puede provocar serios problemas durante el parto y, además, corren el riesgo de sufrir una hipoglucemia grave tras el nacimiento.

¿Cuál es el tratamiento de la diabetes gestacional?

El objetivo de este tratamiento es conseguir niveles adecuados de glucosa en sangre, lo que evitará complicaciones obstétricas y fetales. La mujer va a tener que aprender a medirse ella misma los niveles de glucosa a través de un pequeño pinchazo en los pulpejos de los dedos de las manos, tantas veces como sea necesario para ajustar al máximo el tratamiento.

El tratamiento ideal de la diabética gestacional es la dieta, que aportará entre 35 y 38 kcal/kg de peso/día. Existen tablas de alimentos que permiten realizar una combinación fácil para confeccionar un régimen adecuado.

La segunda alternativa es la utilización de insulina para normalizar los niveles de glucosa en la sangre. Este tratamiento consiste, en la mayoría de las ocasiones, en autoinyectarse una vez al día.

¿Debe la mujer diagnosticada de diabetes gestacional seguir controles diferentes?

Las visitas al médico se deben realizar quincenalmente a partir del momento que se diagnostica la diabetes gestacional. A estas pacientes se les suele realizar más ecografías para controlar estrictamente el crecimiento del feto. En ocasiones se debe inducir el parto, sobre todo en el caso de las que han precisado insulina.

RECUERDE

- La obesidad, la edad materna avanzada, los antecedentes familiares de diabetes, pertenecer a una etnia determinada (hispanoamericanas, negras o asiáticas) son factores de riesgo para ser diagnosticada de diabetes gestacional.
- El tratamiento de elección de la diabetes gestacional es la dieta, pero si no se consigue normalizar los niveles de glucosa en sangre, se instaurará un tratamiento con insulina.
- El test de O'Sullivan no diagnostica la diabetes gestacional, sólo detecta un grupo de riesgo. La prueba que confirma el diagnóstico de diabetes gestacional es la sobrecarga oral de glucosa.
- Los síntomas más característicos de la diabetes son: pérdida de peso a pesar del aumento del apetito, deseo constante de ingerir líquidos y eliminación de grandes cantidades de orina.
- El hijo de una madre diagnosticada de diabetes gestacional puede crecer de manera excesiva y complicar el correcto desarrollo del parto.

SABÍA USTED QUE...

- En condiciones normales la glucosa no se elimina por la orina, pero sí cuando existe diabetes mellitus. Por este motivo, los médicos antiguos, antes de la era de las analíticas, probaban la orina de sus pacientes para averiguar si existía un problema con el azúcar.
- Los diabéticos tienen más riesgo de padecer enfermedades infecciosas y que éstas sean más graves que en relación con una persona que no sea diabética. Las infecciones localizadas en el aparato genital y urinario son frecuentes y deben ser tratadas con rapidez y eficacia. Por otro lado, este tipo de pacientes sufre más problemas dentarios que la población general, debido a la elevada concentración de azúcar en la saliva.
- Es recomendable realizar ejercicios de la región superior del cuerpo para las diabéticas gestacionales.

AMENAZA DE PARTO PRETÉRMINO

¿Qué es el parto prematuro o pretérmino?

Se considera que un parto es pretérmino cuando se produce entre las semanas 22 y 37. El problema ocurre en aquellos casos en que nacen más cerca de la semana 22 que de la 37, puesto que la madurez de los órganos se consigue paulatinamente a medida que se suceden las semanas.

¿Qué es una amenaza de parto pretérmino?

Es aquella situación en la que se inicia un proceso de parto pero que no llega a producirse; es sólo un «intento».

¿Hay factores que aumenten la probabilidad de provocar un parto pretérmino?

Todos los autores resaltan el hecho de que este tipo de pacientes no presentan una sola causa, ya que más de la mitad presentan más de una. Estos factores de riesgo son de diversos orígenes, entre los que se encuentran los relacionados con la situación médica y con su entorno socioeconómico. A continuación se exponen los factores de riesgo más importante para desencadenar un parto prematuro:

* Complicaciones de origen médico o del propio embarazo:

Constituyen casi el 75% de los casos. Suelen deberse a problemas relacionados con cifras tensionales altas, hemorragias originadas en la placenta, y cualquier otro motivo médico o quirúrgico que determine la extracción antes de las 37 semanas. Es decir, en la mayoría de los casos somos los propios médicos los que estimamos que se debe extraer al bebé antes de tiempo.

* Estilo de vida y hábitos:

Debemos hablar nuevamente del riesgo que representa el tabaco. El consumo de drogas, especialmente la cocaína, y la ingestión de abundantes cantidades de alcohol, también inducen a desencadenar un parto antes de la semana 37. Así mismo, si la nutrición de la gestante es deficitaria, puede provocar de manera espontánea el inicio del parto. Por último, como se comenta en el capítulo dedicado al ejercicio físico, una excesiva actividad física en determinadas épocas del embarazo puede también propiciar, por diversos mecanismos, un parto pretérmino.

● Factores socioeconómicos y demográficos:

Encontramos aquí situaciones ya mencionadas como posibles factores de riesgo en otras patologías. El primero es la edad de la mujer que se halle en los extremos, menos de 15 y más de 35 años. El que sea el primer embarazo y que esté soltera aumentan las posibilidades de padecer un parto pretérmino, así como que tenga un nivel socioeconómico bajo y que sufra un importante estrés psicológico. Las embarazadas de raza afroamericana corren mayor riesgo de padecer dicha patología.

● Circunstancias del embarazo actual:

Todo embarazo puede provocar un parto pretérmino, siempre que se dé alguna de las siguientes circunstancias: embarazo múltiple, aumento importante de líquido amniótico, que la paciente sufra una hemorragia vaginal después de la semana 12, infección del líquido amniótico o, incluso, que se produzca una rotura de las membranas que rodean al feto.

¿Es importante el peso del bebé independientemente de la edad gestacional?

Este tema ha sido muy discutido por las autoridades médicas durante muchos años. Al principio, se definía como niño prematuro a aquel que pesaba menos de 2.500 gramos, pero esto no hacía referencia a las semanas, por lo que podía tratarse de un niño que hubiera nacido en la semana 40; sin embargo, su madurez era la de un bebé normal. Actualmente se distinguen varios grupos según su peso:

● Bajo peso, menos de 2.500 g.
● Muy bajo peso, entre 1.500 g y 1.000 g.
● Extremadamente bajo peso, menos de 1.000 g.

Las expectativas de vida dependen más de las semanas de gestación y la madurez de todos los órganos que del peso.

¿Cuál es la frecuencia del parto prematuro?

Es difícil dar una cifra puesto que varía según el hospital y la población. Un hospital que tenga una buena unidad de cuidados intensivos de neonatos, tendrá un índice mayor de partos prematuros debido a que recoge muchos casos trasladados de otros centros. Las cifras que se manejan oscilan entre el 5,5 y el 9%.

¿Qué síntomas presenta la paciente cuando tiene una amenaza de parto pretérmino?

Son los mismos que padece una mujer cuando está de parto. Este hecho no es tan evidente la mayoría de las veces, y la paciente refiere sensación de «tripa dura» de forma intermitente que corresponde a contracciones uterinas pero sin causar dolor. A menudo refleja dolor en la zona lumbar que se irradia hacia la región púbica, junto con una sensación de presión en la pelvis baja. Otro signo puede ser la pérdida de líquido por la vagina, lo que indicaría en principio que ha existido rotura prematura de membranas; o también la expulsión de moco vaginal, que previamente no se había referido.

¿Cómo se diagnostica una amenaza de parto pretérmino?

La exploración ginecológica tras un detallado interrogatorio sobre los síntomas suele dar la clave para hacer el diagnóstico. A veces, después de la exploración ya no se puede hablar de amenaza, sino de eminente parto pretérmino. El ginecólogo debe asegurarse de que no se estén enmascarando otros procesos de gravedad, como pudiera ser un desprendimiento prematuro de placenta.

¿Sólo la exploración ginecológica sirve para realizar el diagnóstico?

En caso de que no se haya diagnosticado que la paciente está de parto, y parezca que es una amenaza de parto pretérmino, la exploración debe ser completada con un registro cardiotocográfico, que mostrará conjuntamente el latido del bebé y las posibles contracciones de la paciente. En otras ocasiones, el tocólogo somete a la paciente a una exploración ecográfica para comprobar el estado del feto, así como el de la placenta. Esta decisión la toma según los síntomas que refiera la paciente y los resultados obtenidos de la exploración ginecológica.

Si se confirman las contracciones, ¿qué se hace?

Hay que llevar a cabo una valoración individual del caso. Todo dependerá del tipo de clínica que presente la paciente, fundamentalmente del tipo de contracciones, así como de otros signos ya comentados, tales como hemorragia genital o rotura prematura de membranas. Lo primero que se debe hacer es analizar el registro cardiotocográfico para ver si existen o no contracciones, y observar el estado del bebé.

Si no existen contracciones, y el feto no tiene ningún signo de sufrimiento, es posible que la causa del dolor sea otra, y que lo que refiere la paciente como dinámica uterina no lo sea. Se debe explorar ginecológicamente para asegurar que el cuello del útero no ha sufrido modificaciones. Si es así, buscaremos el motivo de ese dolor; probablemente sea necesario realizar una analítica de la orina para descartar una infección de orina.

Si se confirma que existen contracciones, o dinámica uterina, debemos fijarnos en sus características. No es lo mismo que sean contracciones débiles a que sean intensas y duraderas. Observaremos la frecuencia con que aparecen, pues cuantas más contracciones se produzcan en un período de tiempo, más posibilidades habrá de un parto pretérmino. También es importante la forma en que refiere la paciente estas contracciones, pues en muchos casos se observa dinámica sobre el papel del registro cardiotocográfico, pero la paciente no siente ningún tipo de dolor. Una vez realizada una valoración de las contracciones uterinas y del bienestar fetal, debemos explorar a la paciente, puesto que si existen contracciones, y se ha modificado la exploración del cuello considerablemente, se debe instaurar de manera inminente un tratamiento para intentar frenar el trabajo de parto. Ésta sería la situación extrema en la amenaza de parto, pero habitualmente nos encontramos con situaciones intermedias que precisan un tratamiento más o menos agresivo.

¿Qué posibilidades de tratamiento hay?

Todo depende de la intensidad de los síntomas y signos. Se puede realizar tratamiento vía oral, cuya frecuencia y dosis variarán según el caso. Hay determinados fármacos que se administran vía rectal. También se puede instaurar vía intravenosa. El parto pretérmino es un tema muy controvertido y no se suele coincidir en un protocolo de actuación exactamente igual en un centro que en otro, aunque la idea es siempre la misma, mantener al feto en la cavidad uterina mientras que no suponga peligro materno o fetal grave.

¿Existen contraindicaciones para no iniciar un tratamiento?

Existen circunstancias que contraindican de forma absoluta un tratamiento para la amenaza de parto pretérmino. Aquí se refieren algunas:

• Hemorragia genital activa (signo de desprendimiento de placenta o placenta previa).

• Alteración importante de las cifras de tensión arterial.

• Problemas cardíacos serios en la madre.

• Alteración de la glándula tiroides materna (hipertiroidismo).

• Que el feto esté muerto dentro del útero.

• Que exista un sufrimiento fetal agudo.

• Que el feto sea portador de malformaciones de características letales.

• Infección del líquido amniótico.

• Problemas médicos que contraindiquen el seguimiento del embarazo.

• Que la paciente esté de parto avanzado.

• Madurez pulmonar confirmada.

¿Se puede actuar frente a la inmadurez de los órganos antes de que nazca el bebé?

Sí, se emplean corticoides para madurar los pulmones en bebés de menos de 34 semanas. Los pulmones son los órganos que más tardíamente se maduran, hacia la semana 34. Ante la amenaza de parto prematuro, se administran glucocorticoides si el embarazo está por debajo de las 34 semanas. La administración de corticoides a la madre, en los casos en que fuera posible hacerlo, disminuye en un 40% la mortalidad de los recién nacidos.

¿Existe algún método para saber si los pulmones están maduros?

Se puede averiguar con una amniocentesis (análisis del líquido amniótico) que determina la lecitina y la esfingomielina, y su relación dirá si los pulmones fetales están o no maduros. Estas sustancias se encuentran en proporciones similares hasta la semana 34; después, la lecitina aumenta en relación con la esfingomielina. Cuando el índice lecitina/esfingomielina es superior a uno los pulmones están preparados para resistir en el mundo exterior.

¿Se puede tener un parto vía vaginal o tendrá que realizarse una cesárea?

Dependerá de la urgencia de extraer al bebé y también de su posición; siempre hay más riesgo de traumatismo si está «sentado» que si está «de cabeza». Cuando se realiza una cesárea en determinadas edades de gestación, nos encontramos con un útero que da todo tipo de problemas a la hora de practicarla y extraer al niño, por lo que a veces resulta un parto complicado, al igual que pudiera suceder en el canal del parto. Estas cesáreas tienen un índice mayor de complicaciones si las comparamos con las que se realizan en un embarazo a término.

RECUERDE

- La amenaza de parto pretérmino tiene muchos factores de riesgo, y en más de la mitad de los casos se objetivan al menos dos de esos factores.
- La exploración ginecológica es imprescindible para diagnosticar tanto un parto pretérmino como una amenaza.
- Los síntomas son fundamentalmente contracciones uterinas, que a veces no se expresan claramente. Además, puede existir mayor flujo vaginal y sanguinolento, dolor lumbar, presión en la pelvis e, incluso, rotura prematura de membranas.
- Existe una serie de circunstancias que contraindican administrar un tratamiento para intentar frenar el trabajo de parto, tales como riesgo materno y fetal, enfermedades cardíacas maternas importantes, malformaciones fetales incompatibles con la vida, y otras muchas.
- El tratamiento se puede administrar de diferentes maneras: vía oral, en forma de supositorio o vía intravenosa. En determinados momentos, la paciente puede requerir solamente reposo e hidratación abundante; son, quizá, las «falsas amenazas de parto pretérmino».

SABÍA USTED QUE...

- Existen unos 13 millones de partos pretérmino en todo el mundo anualmente, pero el 90% procede de los países en vías de desarrollo.

SANGRADOS VAGINALES EN LA SEGUNDA MITAD DEL EMBARAZO

Ya se ha hablado del sangrado genital al inicio de la gestación, que podía significar un aborto, una amenaza de aborto o, incluso, un embarazo ectópico. En este capítulo se van a abordar las hemorragias desde la mitad del embarazo hasta su término. Nos centraremos en dos patologías muy importantes: la placenta previa y el desprendimiento prematuro de placenta.

¿Es frecuente que se produzca sangrado vaginal en una embarazada?

Muchas mujeres, durante el embarazo, sufrirán sangrado genital, fundamentalmente al inicio de la gestación, pero sólo un 4% padecerá un sangrado importante que será motivo de una actuación médica inmediata.

¿Qué alteraciones produce un sangrado vaginal en la segunda mitad del embarazo?

Las patologías más importantes son la placenta previa y el desprendimiento prematuro de placenta, aunque otras situaciones, como la amenaza de parto prematuro o cuando la paciente inicia el parto, pueden ser también causantes de un sangrado aunque generalmente de menor cuantía.

¿Es peligroso un sangrado genital?

Todo depende de lo que origine el sangrado y de la cantidad de sangre que se pierda, pero se calcula que una hemorragia en la segunda mitad de la gestación aumenta aproximadamente unas cinco veces el riesgo de muerte del bebé, por lo cual se deberá acudir rápidamente al hospital.

¿A qué se llama placenta previa?

Se denomina placenta previa cuando se observa la colocación de la placenta cerca del cuello uterino, con diferentes grados en función de que ocluya mayor o menor cantidad del mismo, o bien tan sólo se

Placenta lateral o total

A Placenta lateral

B Placenta marginal

C Placenta oclusiva parcial

D Placenta oclusiva total

aproxime en exceso a él. Si ocupa todo el cuello del útero se llama placenta previa total; si sólo se apoya en una de las zonas del cuello del útero se denomina placenta previa parcial; si se localiza justo en el límite, al borde del cuello, placenta marginal, ya que se queda en el margen, y si se sitúa cerca del cuello pero sin tocarlo, placenta baja, ya no es previa, es decir, ya no está por delante.

¿Con qué frecuencia se observa la placenta previa?

Existe placenta previa en el 0,5% de todos los partos, siendo la placenta de localización baja la más frecuente. Alrededor del 20% de las hemorragias de la segunda mitad del embarazo se deben a la placenta previa.

¿Existen factores de riesgo para presentar placenta previa?

Existen situaciones que propician determinadas patologías, y para la placenta previa también. En la tabla I resumimos los factores de riesgo.

TABLA I
FACTORES DE RIESGO QUE PROVOCAN PLACENTA PREVIA

- Haber tenido embarazos anteriores.
- Haber tenido en otros embarazos placenta previa.
- Edad superior a 35 años.
- Que el bebé sea un varón.
- Si el embarazo previo terminó en una cesárea.

El riesgo de la placenta previa se presenta en un porcentaje del 5 al 8%. La frecuencia de esta patología es mayor en mujeres que ya hayan tenido hijos, lo que explicaría que fuese mayor en las mujeres de edad superior a 35 años. Por otro lado, no se sabe por qué, el que el feto sea masculino aumenta la incidencia de una placenta previa.

¿Cómo se diagnostica una placenta previa?

El diagnóstico se debe conseguir antes del parto, a través de exploraciones ecográficas. No se puede diagnosticar placenta previa hasta que se ha sobrepasado la semana 34. Esto se debe a que al inicio del embarazo la placenta se puede localizar muy cerca del cuello del útero, y conforme avanza la gestación el útero crece, y arrastra hacia arriba la placenta, alejándola del orificio del cuello. Se ha observado que casi el 50% de las placentas en el segundo trimestre de gestación se encuentran bajas, pero tan sólo el 1% de ellas seguirán siendo bajas al finalizar el embarazo.

¿Qué sintomas produce la placenta previa?

No provoca ninguna sintomatología hasta que se produce el sangrado vaginal, aunque éste no se produce siempre; de ahí la importancia del examen ecográfico, para informar a la paciente respecto a la placenta previa.

La sangre aparece de forma brusca, sin que se acompañe de dolor abdominal o contracciones uterinas; su color es rojo vivo, brillante y la cantidad puede ser variable. Esto sucede en el segundo y tercer trimestre de gestación.

Para dar un dato de la importancia de esta patología, diremos que es la causante del 90% de las hemorragias serias al final del embarazo.

¿Cuándo aparece la primera hemorragia en una paciente que presenta placenta previa?

Aproximadamente una tercera parte de estas mujeres tiene su primer episodio de sangrado antes de la semana 30, otro tercio lo sufre entre la semana 30 y la 35, y el resto, después de la semana 36. Cuanto antes se produzca el primer episodio de hemorragia genital, la evolución del embarazo será peor, con un riesgo importante para el futuro bebé. Además, este tipo de patología tiende a aumentar la cantidad de sangrado en cada nuevo episodio, que aparecerá inesperadamente.

¿Puede producirse un parto vaginal con placenta previa?

La forma más frecuente de terminar un embarazo cuando la mujer presenta una placenta previa es la cesárea. Si la placenta ocupa todo o gran parte del cuello uterino, la forma del parto es la cesárea; si la placenta es marginal, es decir, se queda al borde del cuello, o bien es baja, pero no tapa nada del límite del cuello del útero, se podrá intentar el parto vaginal, siempre y cuando no aparezca una hemorragia.

¿Qué es el desprendimiento prematuro de la placenta?

La placenta se debe separar de la pared uterina después de que haya salido el bebé, lo que suele ocurrir en la primera hora después del nacimiento. Pues bien, en desprendimiento prematuro de placenta este hecho ocurre antes de que el niño haya salido del útero, produciéndose en la mayoría de los casos una hemorragia genital de diferente cuantía.

¿Qué problema puede originar que la placenta se desprenda antes de tiempo?

La placenta es el órgano encargado del transporte del oxígeno y de los alimentos necesarios para que el bebé pueda crecer y desarrollarse adecuadamente. Cuando la placenta se desprende antes de tiempo, el intercambio entre la madre y el feto disminuye según la superficie que se haya despegado de la pared del útero, y puede peligrar la vida del futuro bebé por esa falta de oxígeno. Esta patología provoca una alta mortalidad; se estima que es la causante del 25% de las muertes ocurridas en neonatos.

Al igual que ocurría en la placenta previa, en el desprendimiento prematuro de placenta existe una clasificación que valora la gravedad de la situación según la clínica que presente la mujer. Se cree que una de cada 500 embarazadas sufrirá una separación de la placenta antes de tiempo que le conducirá a una situación de gravedad para ella y para su bebé.

¿Existen factores de riesgo para padecer un desprendimiento prematuro de placenta?

Existen numerosos estudios que intentan establecer relación entre diversos factores de riesgo y esta patología; los más importantes son los siguientes:

● Tensión arterial elevada antes del embarazo. Parece ser que más de la mitad de los casos graves contaban con este antecedente.

● Edad superior a 35 años.

● Haber tenido más embarazos.

● Hábitos tóxicos para la salud: fumar más de diez cigarrillos al día, consumir cocaína habitualmente...

● Traumatismos abdominales de intensidad importante en un embarazo en las últimas semanas de gestación. Estos casos constituyen cerca de un 5% de todos los casos de desprendimiento prematuro de placenta, y suelen corresponder a accidentes de tráfico graves.

• Desnutrición materna. Al parecer, el déficit de vitaminas, entre ellas la vitamina A y el ácido fólico, así como la anemia muy grave, pueden provocar este tipo de patología.

• Infecciones de la placenta, que provoquen inflamación importante que desencadene la separación de la misma de la pared del útero.

¿Es muy frecuente el despegamiento de la placenta antes de tiempo? ¿Puede repetirse?

Es la segunda causa de hemorragia genital en el tercer trimestre de gestación tras la placenta previa, y constituye casi el 30% de los sangrados vaginales en la segunda mitad del embarazo. Los estudios estiman que ocurre en torno al 0,8% de todos los embarazos. Esta patología se puede repetir en posteriores embarazos; se cree que una mujer que ha padecido un desprendimiento prematuro de placenta tiene un riesgo del 7% en los siguientes embarazos.

¿Qué clínica presenta un desprendimiento prematuro de placenta?

El síntoma más frecuente es la hemorragia genital, que no se corresponde con la gravedad del caso; puede existir mucha pérdida de sangre, y la hemorragia que se observa por la vagina sea escasa. La sangre suele ser de color oscuro, sin que forme coágulos. La paciente presenta dolor abdominal que refleja como contracciones uterinas, pero que no termina de ceder entre una y otra, permaneciendo así un dolor que suele fijarse en la zona de despegamiento de la placenta de la pared uterina. El diagnóstico se realiza con la clínica que presenta la mujer; sin embargo, se puede realizar una ecografía para descartar un sangrado por placenta previa y ver la cantidad de sangre que se ha acumulado entre la pared del útero y la placenta despegada.

Para el adecuado manejo de esta patología se debe comprobar si el bebé esta vivo, pues, como ahora explicaremos, la actitud que se va a tomar frente al desprendimiento puede variar.

¿Cuál es el tratamiento del desprendimiento prematuro de placenta?

El tratamiento de cualquier patología se lleva a cabo según el estado de la mujer y del bebé, dando importancia también a las semanas de embarazo. Si se produce un desprendimiento de placenta muy leve, sin ningún tipo de repercusión sobre la madre o el feto, se debe seguir el embarazo bajo control estricto. Si la madre ha perdido gran cantidad de sangre, y el bebé está afectado, se debe realizar una cesárea para salvar la vida de los dos.

¿Qué otras causas provocan una hemorragia en la segunda mitad del embarazo?

Podemos diferenciar causas de sangrado genital de origen directamente del embarazo, o independientes de él. Las primeras ya las hemos comentado: la placenta previa, el desprendimiento prematuro de placenta, y casos más raros, como la propia rotura uterina. Entre las causas no originadas en el embarazo en sí destacamos las siguientes:

● Inflamación del cuello del útero, denominada por los médicos cervicitis. También puede existir un sangrado cuando se forma un pólipo en el cuello del útero. Es un pequeño tejido que en la mayoría de los casos no tiene ninguna importancia, y que se extirpa en la consulta, tras el parto.

● Relaciones sexuales con penetración. Este sangrado se produce por la intensa vascularización del cuello del útero, que con el roce del pene puede sangrar, aunque generalmente en escasa cuantía.

● Cáncer de cuello uterino.

● Varices en la vagina y en la vulva. La cantidad de sangre del aparato genital va aumentar mucho a lo largo del embarazo, lo que puede producir auténticas varices, similares a las que se observan en las piernas, que pueden provocar sangrado genital, con el roce.

● Cualquier lesión en la vagina, desgarros, infecciones importantes...

RECUERDE

- El sangrado genital en la segunda mitad del embarazo puede deberse a una localización de la placenta cerca del cuello uterino, a un desprendimiento prematuro de placenta, o bien a otras causas que no están en relación con el embarazo.
- Habitualmente la sangre producida por una placenta previa es roja y brillante, sin dolor abdominal importante; por el contrario, el sangrado producido por desprendimiento prematuro de placenta es oscuro y se acompaña de dolor abdominal en forma de contracciones uterinas.
- El primer episodio de sangrado de las placentas previas sucede de la siguiente manera: una tercera parte de estas mujeres tiene el primer episodio antes de la semana 30, otro tercio lo sufre entre la semana 30 y la 35, y el resto, después de la semana 36.
- Fumar más de diez cigarrillos al día aumenta el riesgo de padecer un desprendimiento prematuro de placenta.
- El tratamiento de los sangrados genitales va a depender del estado materno y fetal, así como de las causas que lo originen.

SABÍA USTED QUE...

- Tras una exploración ginecológica puede existir sangrado genital que puede incluso manchar la braguita a lo largo de ese día. No hay que asustarse cuando esto ocurra; la exploración en una embarazada es indispensable para averiguar, entre otras cosas, si la mujer está o no de parto. A veces esta exploración es dificultosa y con el roce de los dedos puede hacer que sangre el cuello del útero y la vagina, debido a la gran cantidad de sangre que circula por esa zona.
- Determinadas drogas no legalizadas provocan un riesgo para padecer un desprendimiento prematuro de placenta. Este tipo de droga es el llamado «crack», que es un tipo de cocaína.

INFECCIONES MATERNAS CON REPERCUSIÓN FETAL

Existen enfermedades infecciosas que en la mayoría de la población no provocan ningún problema importante de salud, pero que en el embarazo pueden tener terribles consecuencias, en especial para el futuro bebé. En este capítulo se abordan las que más frecuentemente pueden alterar la salud del hijo al transmitirse desde la madre hacia el bebé a través de la placenta.

¿Qué significa que una enfermedad se transmite de forma vertical?

Se habla de transmisión vertical de una enfermedad al paso de los gérmenes desde la embarazada a su hijo. Es decir, nos imaginamos que la madre está arriba y el bebé abajo, por lo que el modo de pasar los gérmenes es a través de la placenta, que está uniendo a los dos seres, marcando así la dirección de la transmisión de arriba abajo, es decir, de manera vertical.

RUBÉOLA

¿Qué germen causa la rubéola?

Es un virus de la familia de los togavirus. Este virus es el que se administra de forma atenuada, es decir, debilitado, en la vacuna de la rubéola.

Una mujer embarazada que haya sido vacunada en la infancia de la rubéola, ¿puede sufrir de nuevo la enfermedad?

No. Cualquier persona que haya sido vacunada de la rubéola, o bien haya sufrido la enfermedad con anterioridad, mantiene defensas frente al virus toda su vida. Por este motivo, se realizan campañas masivas de vacunación en la infancia en las que incluyen vacunas contra esta enfermedad. Se cree que cerca del 90% de la población es inmune; posee defensas contra esta enfermedad gracias a la vacunación.

¿Cómo se contrae la rubéola?

Es una enfermedad que suele aparecer en invierno y primavera, y que se transmite por vía oral, a través de las pequeñas gotitas que se desprenden al hablar, estornudar o toser. En el caso de la embarazada, se transmite por el paso del germen que cruza la placenta.

El período de infección se produce una semana antes de que aparezcan las lesiones cutáneas, y siete u ocho días después de su desaparición.

¿Cuáles son los síntomas de esta enfermedad?

Cursa con síntomas leves, de poca importancia. Lo más característico es la aparición de lesiones en la piel, como sucede en el sarampión o en la escarlatina. Este exantema va acompañado de la formación de ganglios en la región posterior del cuello, detrás de las orejas y en la nuca. En raras ocasiones produce complicaciones de tipo vascular y en las articulaciones. Las lesiones cutáneas o exantema suelen comenzar en la cara, de donde se extienden rápidamente hacia el pecho. Estas lesiones pueden ser causantes de picor escaso, mucho menor que en el sarampión. Su evolución es muy rápida, a veces antes de que aparezcan en el tórax, han desaparecido de la cara.

A menudo aparecen manchas rosas en el paladar, cerca de la «campanilla»; manchas que pueden aglomerarse y producir un enrojecimiento exagerado de toda la boca.

Los pacientes que sufren rubéola apenas tienen fiebre, y si ésta existe, no dura más de tres días. Un dato importante es que el 50% de las mujeres que sufren rubéola en el embarazo no presentan síntomas que hagan pensar que la padecen, por lo que cabe la posibilidad de que el bebé sufra una complicación por el virus y la madre no sea consciente de haber estado enferma.

¿Qué complicaciones puede tener la infección de la madre por rubéola a lo largo del embarazo?

Las más importantes son las malformaciones fetales congénitas. Este riesgo es mayor cuanto menos avanzada esté la gestación. Si la infección de la madre sucedió entre las semanas 9 y 12, el riesgo de que el bebé sufra malformaciones es, aproximadamente, del 30%. Si la infección se produjo entre las semanas 13 y 20, el riesgo se reduce al

10%. Si la infección transcurrió después de las 20 semanas el riesgo es escaso, aunque puede ser causante de futuros problemas crónicos.

¿Cuáles son las malformaciones congénitas más frecuentes provocadas por el virus de la rubéola?

Las alteraciones que puede provocar la infección del bebé pueden ser transitorias o permanentes, de inicio temprano o tardío. Es frecuente que se altere el sistema nervioso, con convulsiones habituales y problemas en la musculatura. Se producen lesiones oculares; la más característica es la formación de cataratas, aunque también se observan alteraciones en la retina. Estos bebés pueden sufrir al cabo del tiempo sordera, manifestaciones debidas a una cardiopatía y alteraciones cerebrales que pueden conducir a la muerte temprana del niño. Así mismo, hay casos de retraso mental, alteraciones óseas, de hígado y de los pulmones.

¿Existen formas de evitar la infección de la rubéola en una embarazada?

La única forma eficaz para evitar las graves complicaciones que produce la rubéola en la mujer embarazada, es realizar campañas de vacunación masiva en todas las niñas de edades comprendidas entre los 8 y 13 años. En la primera analítica se realiza una determinación de las defensas de la mujer frente al virus de la rubéola, para conocer el riesgo y poder informar a la paciente.

¿Cómo se sabe si una mujer ha sufrido una infección por rubéola recientemente?

La manera de averiguarlo es localizando las manifestaciones clínicas propias de dicha enfermedad, o en caso de estar asintomática, realizar un análisis para medir las defensas que posee frente al virus de la rubéola. Antes de obtener un diagnóstico definitivo se deben realizar análisis en semanas posteriores hasta averiguar cuál es la situación real de la embarazada.

VARICELA

¿Qué germen es el causante de la infección de la varicela?

Es un virus perteneciente a la familia de los Herpesvirus que puede causar la infección de varicela y el herpes zóster.

¿Es frecuente la infección de la varicela en una gestante?

Aproximadamente se observa una infección de la varicela de 1 a 5 mujeres entre 10.000 embarazadas.

¿En qué consiste la infección de la varicela?

Es una enfermedad muy contagiosa que consiste en la aparición de vesículas típicas en piel y mucosas, con malestar generalizado de intensidad variada. El 90% de las personas que entran en contacto con este virus termina padeciendo la enfermedad; la edad más frecuente está entre los cinco y los nueve años. Suele observarse entre los meses de enero y mayo. La forma de transmisión es por contacto directo, por gotitas desde la boca o por partículas en el aire. Las vesículas son de evolución rápida y su contenido se vuelve turbio, finalizando en costras irregulares. Estas lesiones originan picor intenso y malestar debido a fiebre elevada.

¿Cómo se puede saber cuándo una persona es contagiosa?

Es muy importante saber si la persona que padece varicela es contagiosa o no en el momento del contacto con otra persona susceptible de padecer la infección. El virus se encuentra en las vesículas, pero no existe cuando éstas se transforman en costras. Por este motivo se acepta que una persona es contagiosa 24 horas antes de que aparezca la primera vesícula, hasta que todas las lesiones hayan formado una costra, fenómeno que suele suceder al cabo de 7 u 8 días. El período de incubación de la varicela oscila entre 9 y 21 días. Los síntomas de malestar suelen presentarse un día antes de la aparición de las vesículas.

¿Qué problemas pueden existir en el feto de una mujer embarazada que padece la varicela?

Como en la rubéola, la repercusión de la infección de la varicela durante el embarazo va a depender de cuándo ésta se produzca. Tras la infección materna, el riesgo de infección fetal a través de la placenta es del 25% aproximadamente; de este porcentaje, el 5% de los fetos infectados durante el primero y el segundo trimestre van a sufrir malformaciones. Pero si las madres sufrieron la varicela en las últimas semanas antes del parto, el 25% de los recién nacidos van a desarrollar un cuadro de varicela en los días posteriores a su nacimiento. Es decir, cuanto antes se infecte la madre menos posibilidades existen de que se infecte el feto. El período crítico se produce cuando la infección tiene lugar entre cinco días antes y dos días después del parto, pues a la madre no le ha dado tiempo a producir defensas y no han podido transmitírselas al feto, que está desprotegido frente al virus. En estos casos, se puede alcanzar una mortalidad del 30%.

En caso de que se produzca infección fetal por varicela durante los primeros meses del embarazo, las malformaciones son muy graves, puesto que el bebé presenta cicatrices en la piel, con acortamiento de las extremidades, y puede tener crisis convulsivas, retraso psicomotor y alteraciones en la vista.

Si se trata de la varicela adquirida en las últimas semanas, el bebé presentará un cuadro de varicela como la madre, con mayor o menor gravedad.

¿Cómo se diagnostica la infección por varicela en una gestante?

Se diagnosticará de acuerdo con los síntomas y signos que presente y, en caso necesario, se le realizará una analítica específica para la valoración de las defensas frente al virus de la varicela.

TOXOPLASMOSIS

¿Qué agente produce la toxoplasmosis?

Es una enfermedad producida por un parásito llamado *Toxoplasma gondii* que vive fundamentalmente en el gato, aunque puede localizarse en todos los mamíferos y en las aves. La infección suele establecerse por vía oral, al ingerir carne poco cocinada o cruda que contenga este parásito. En el caso de la mujer embarazada la transmisión se produce a través de la placenta.

¿Cuál es el mecanismo por el cual los parásitos pasan de unos animales a otros?

El *Toxoplasma gondii* vive dentro de las células de los animales, donde se reproduce y permanece en sus músculos, en el sistema nervioso central y en el corazón. La familia de los gatos y felinos son sus principales objetivos. Los seres humanos se infectan a través de las excreciones de los gatos que transportan a este parásito. Si estos gatos están en contacto con animales que después comerán los humanos, puede que originen infecciones con el consumo de estas carnes. Los parásitos son resistentes a la lejía, pero no a la ebullición ni al secado. Así mismo, si se congela la carne a −20 °C también se destruyen.

Por lo tanto, el ser humano suele infectarse por contacto con animales contaminados (gatos, perros, palomas...) o por ingestión de carne mal cocinada o verduras mal lavadas.

¿Es muy frecuente la infección por toxoplasmosis durante el embarazo?

La incidencia de esta enfermedad ha disminuido progresivamente los últimos años, apareciendo en 1/1.000-10.000 embarazos.

¿Cómo se transmite el parásito desde la madre al feto?

Cuando la madre adquiere la infección el parásito puede ser transportado a través de la placenta, pero también puede ser transmitido durante el parto.

¿Qué repercusiones fetales tiene esta infección?

Si la infección es adquirida a lo largo del primer trimestre, y no es tratada, se infecta el 17% de los bebés, en cuyo caso la enfermedad al nacimiento suele ser grave. En el caso de que la madre se infecte en el tercer trimestre, y no sea tratada, se observa un 65% de los fetos infectados, pero la infección es leve o inaparente cuando nacen.

¿Cuál es la clínica que presenta la mujer que se infecta por Toxoplasma gondii durante el embarazo?

Las manifestaciones clínicas no varían de las que presenta cualquier otra persona infectada.

En muchas ocasiones es prácticamente asintomática, pero otras veces puede producirse aumento de los ganglios linfáticos localizados fundamentalmente en la región superior del cuerpo.

¿Cuáles son las manifestaciones clínicas que presenta el bebé infectado dentro del útero por el Toxoplasma gondii?

Prácticamente todos los recién nacidos que están infectados desde el primer trimestre presentan signos de infección. Esta infección congénita puede presentarse como una enfermedad neonatal leve o grave, que aparece durante el primer mes de vida.

Las manifestaciones clínicas más frecuentes después del nacimiento son las siguientes:

- Alteraciones neurológicas.
- Alteraciones oculares.
- Ictericia persistente.
- Retraso psicomotor.
- Aumento del tamaño del hígado y el bazo.
- Alteraciones en la sangre.

Las alteraciones neurológicas desembocan con frecuencia en episodios de repetidas convulsiones; la presión a la que está sometido el cerebro aumenta y puede provocar incremento en las dimensiones de la cabeza del bebé. En cuanto a las alteraciones oculares, más de la mitad de los lactantes infectados se consideran normales, pero casi la totalidad de estos niños tendrán afectación ocular posteriormente. La alteración ocular más característica es visión borrosa, molestias con la luz intensa y pérdida de la visión de la zona central del campo visual.

Otras manifestaciones provocadas por este parásito pueden ser estrabismo y formación de las cataratas. Se ha observado que el 25% de los niños afectados nacen prematuramente y con poco peso, lo que aumenta las posibles complicaciones tras el nacimiento.

¿Se puede tratar esta infección en los recién nacidos?

Afortunadamente existe un tratamiento. Cuando se detecta la infección en la madre, hay que administrarlo inmediatamente pues reduce el porcentaje de los bebés afectados por el *Toxoplasma gondii*. Los recién nacidos infectados deben ser tratados, tengan o no manifestaciones clínicas de la infección. El tratamiento es largo pues dura al menos un año.

Si la enfermedad se transmite en ocasiones por el contacto con los gatos, ¿qué debe hacer la embarazada que tenga gatos?

En teoría, los gatos que se tienen en los hogares, alimentados con dietas preparadas, y que no comen carne cruda no cocinada, no deben ser portadores del parásito *Toxoplasma gondii*; por lo tanto, no habría problema alguno. Si esta situación no se puede asegurar, lo mejor sería mantenerse alejada de los gatos durante todo el embarazo.

¿Cuáles son las medidas de prevención frente a la infección por Toxoplasma gondii?

En la primera analítica se deben determinar las defensas frente al *Toxoplasma gondii*, y si la mujer no ha tenido contacto con este parásito se le hacen las oportunas recomendaciones para minimizar el riesgo de padecerlo. Así mismo, en la analítica que se realiza al final del embarazo, se comprueba que no ha existido contacto con el parásito; de ser así, la analítica se altera y el tratamiento es vital para reducir las complicaciones en el futuro bebé.

- Prevención de la infección por los parásitos excretados por los gatos:
  - Lavar bien las frutas y verduras antes de su consumo.
  - Impedir el acceso de moscas y cucarachas a los alimentos.
  - Evitar el contacto con materiales potencialmente contaminados por excreciones de gato, o llevar guantes cuando se manipulen tales materiales, cuando se trabaje en el jardín o cuando se juegue con los niños en un montón de arena.
- Prevención de la infección por carne, huevos y leche:
  - Cocinar la carne «bien hecha», ahumarla o curarla en salmuera.
  - No tocar el interior de la boca o los ojos mientras se manipula la carne cruda.
  - Lavar las manos a conciencia después de manipular la carne.
  - Cocer los huevos.
  - No tomar leche que no esté pasteurizada.
- Prevención de la infección o reducción de las manifestaciones en el feto:
  - Prevenir la infección de la madre susceptible de padecer el *Toxoplasma gondii*.
  - Realizar pruebas analíticas para detectar quién está predispuesta a la infección a lo largo de la gestación y quién no lo está.
  - Tratar la infección aguda materna, pues reduce hasta en un 60% la transmisión de la infección al feto.
  - Identificar al feto infectado a través de ecografías, amniocentesis y muestras sanguíneas fetales.
  - Tratar al recién nacido inmediatamente después del nacimiento, tenga o no síntomas de la infección por *Toxoplasma gondii*.

Aunque existen numerosas enfermedades infecciosas maternas que pueden afectar al recién nacido, no es objeto de este libro el realizar un análisis de todas las posibles, debido a su escasa frecuencia y repercusión en la práctica clínica diaria.

RECUERDE

- El riesgo de que un feto sufra una malformación provocada por la rubéola que sufrió su madre durante el embarazo depende de la edad gestacional en el momento de la infección materna.

- La única forma eficaz para evitar las graves complicaciones que produce la infección de la rubéola en la mujer embarazada, es realizar campañas de vacunación masiva en todas las niñas de edades comprendidas entre los 8 y los 13 años.

- El virus de la varicela se encuentra en las vesículas, pero no existe cuando éstas se transforman en costras. Así pues, una persona es contagiosa 24 horas antes de que aparezca la primera vesícula, hasta que todas las lesiones hayan formado una costra, fenómeno que suele suceder al cabo de 7 u 8 días. El período de incubación de la varicela está entre 9 y 21 días.

- En el caso de que se produzca infección fetal por varicela materna durante los primeros meses, las malformaciones son muy graves, puesto que el bebé presenta cicatrices en la piel, con acortamiento de las extremidades, y puede tener crisis convulsivas, retraso psicomotor y alteraciones en la vista.

- Lavar bien las frutas y verduras, manipular la carne con guantes, cocinarla «bien hecha» o beber leche pasteurizada, son algunas medidas que hay que tomar cuando la embarazada no ha tenido contacto previo con el *Toxoplasma gondii*. Deben utilizarse guantes cuando se manipula tierra o arena.

SABÍA USTED QUE...

- La rubéola también se denomina el sarampión alemán o de los tres días.
- El 90% de las personas que sufren la varicela tiene menos de 10 años.
- Los recién nacidos con varicela congénita o que la contraen tras el nacimiento presentan mayor número de episodios de herpes zóster en los diez primeros años de su vida.
- En muchas zonas el 5-35% de la carne del cerdo, el 9-60% de la carne del cordero y el 0-9% de la carne de vacuno contienen *Toxoplasma gondii*.
- Las carnes en salmuera o ahumadas no pueden transmitir la infección por *Toxoplasma gondii*.

EMBARAZO GEMELAR

En este capítulo abordaremos los embarazos de más de un feto, aunque los más frecuentes son los gemelares. Debido a las técnicas de reproducción asistida cada vez son más frecuentes los embarazos triples e, incluso, de mayor número de fetos. Estas gestaciones constituyen por sí solas un riesgo materno y fetal.

¿Qué es realmente un embarazo gemelar?

Es la situación en la que se desarrollan dos fetos de forma simultánea dentro del útero. Un óvulo puede generar dos fetos, o bien cada feto provenir de un óvulo diferente, en cuyo caso los hermanos pueden no parecerse y ser de distinto sexo.

¿A qué se llama gemelos y a qué mellizos?

Mellizos son los hermanos nacidos del mismo embarazo y parto y son físicamente diferentes, mientras que los gemelos poseen un aspecto idéntico. Esta diferencia depende de si se originan de uno o dos óvulos fecundados.

Así pues, los mellizos proceden de óvulos diferentes fecundados por un espermatozoide diferente cada uno, por lo que la carga genética de esos futuros embriones será distinta, y los bebés pueden ser de sexos diferentes. Este tipo de embarazo se denomina de gemelos bicigóticos. Por otro lado, los llamados hermanos gemelos son los que se originan de un solo óvulo fecundado por un espermatozoide, y que posteriormente se divide formando dos embriones totalmente idénticos con la misma información genética. Este tipo de embarazo se denomina de gemelos monocigóticos.

¿Con qué frecuencia ocurren los embarazos gemelares?

Ya a finales del siglo XIX los obstetras intentaron calcular la frecuencia con la que se daban los embarazos gemelares; se estimaba que ocurría en uno de cada 90. Si no fuera por los avances en las técnicas de reproducción asistida, esta cifra se mantendría prácticamente igual, pero actualmente se ha incrementado en todos los países; se piensa que pudiera estar en torno al 3,3% de todos los embarazos.

¿Qué es más frecuente, tener hijos gemelos idénticos o, por el contrario, mellizos que no se parecen?

Indudablemente la frecuencia de tener hijos mellizos es mayor que la de tener hijos gemelos idénticos, pues el 75% de los embarazos gemelares son tipo mellizos, es decir, bicigóticos. Se cree que existe un embarazo de gemelos idénticos por cada 250. Ésta es la razón de que haya tan pocos hermanos gemelos de aspecto idéntico y, por supuesto, del mismo sexo.

¿Cómo se diagnostica un embarazo de gemelos?

El método para diagnosticar de manera precoz una gestación gemelar es la ecografía. Antes de que existiera un gran número de embarazos gemelares, entre el 20 y el 40%, se establecía en el momento del parto. Actualmente el diagnóstico se puede realizar en el primer trimestre, lo que se va confirmando en las sucesivas ecografías. La ecografía puede, además, describir si existen una o dos placentas, si los fetos se encuentran en una sola bolsa de líquido o si, por el contrario, cada uno es independiente del otro, hechos que son muy importantes para el desarrollo del embarazo.

¿Existen factores de riesgo predisponentes para un embarazo gemelar?

El único riesgo de padecer un embarazo de gemelos idénticos es la edad materna; hay más posibilidades cuanto mayor sea la edad de la mujer. Este tipo de embarazo es independiente de la raza, de antecedentes de gemelos en la familia, o de cualquier otra característica de la madre. Sin embargo, esto no sucede en el caso de los mellizos bicigóticos, donde influyen los antecedentes de embarazos gemelares, sobre todo si se trata de la mujer.

Se observan más embarazos múltiples a medida que la madre tiene más edad, hasta que alcanza los 35 años, momento en el que la posibilidad comienza a disminuir. Cuantos más hijos haya tenido una mujer, más posibilidades tiene de un embarazo gemelar. De la misma manera que en los animales se da un mayor número de crías cuando los progenitores tienen abundantes alimentos, se ha observado que en la especie humana se dan más casos de gestaciones gemelares cuando la mujer tiene una nutrición correcta y abundante; incluso se ha visto un mayor número de gemelos en aquellas mujeres de mayor altura y peso. Sin embargo, las nuevas técnicas de reproducción asistida han aumentado la frecuencia de embarazos gemelares, pues producen una estimulación de los ovarios con fármacos que provoca una ovulación múltiple y su consabido riesgo de embarazos gemelares. Se estima que cuando se realiza una fecundación *in vitro*, o FIV, se obtienen entre un 20 y un 30% de gestaciones múltiples, no sólo gemelares sino también de tres o más fetos según los embriones transferidos.

¿Qué sucede con la placenta en los embarazos gemelares?

La disposición y el número de placentas son datos muy importantes para un buen control del embarazo gemelar, pues a menudo es causa de serios problemas fetales. Si se trata de un embarazo en el que sólo se observa una placenta, se puede afirmar que se está ante una gestación de gemelos idénticos, pero si se visualizan dos placentas, pueden corresponder a un embarazo de mellizos, o de gemelos idénticos. Así mismo, pueden observarse una o dos bolsas de líquido amniótico que recubre a los fetos. El embarazo gemelar que menos complicaciones tiene es aquel que presenta dos placentas y dos bolsas de líquido, individualizándose de esta forma el aporte sanguíneo a cada uno de los futuros bebés.

¿Qué complicaciones pueden presentarse en el curso de un embarazo gemelar?

Las gestaciones de gemelos llevan consigo un incremento de los síntomas y manifestaciones propios del embarazo; pero existen complicaciones o situaciones que son características de este tipo de embarazos. Un dato muy importante es que casi la mitad de los embarazos diagnosticados por ecografía antes de la semana octava, se convierten en pocas semanas en un embarazo de un solo feto, pues es frecuente que se pierda uno de los dos, lo que produce un sangrado vaginal más o menos importante. La mortalidad de los gemelos es hasta diez veces mayor si se compara con la de los embarazos simples. Este hecho se debe a que se observan determinadas complicaciones, como la amenaza de parto prematuro, que, a menudo, no se puede evitar.

Por otro lado, se ha detectado mayor número de alteraciones congénitas en los gemelos que en los bebés de embarazos únicos. Un evento que sólo se produce en gemelos idénticos es la transfusión feto-fetal, que origina numerosos problemas. También se producen complicaciones por un aporte de nutrientes a los fetos debido al mal estado de las placentas, lo que altera el peso y el crecimiento de los bebés.

Por todos estos motivos, se considera que los embarazos gemelares pertenecen a las gestaciones de alto riesgo. Determinados tipos de estos embarazos se deberán ver cada 15 días durante toda la gestación.

¿Se debe realizar una cesárea en todos los embarazos gemelares o, por el contrario, siempre se puede intentar un parto normal?

Lo que decide primordialmente la forma de terminar el embarazo es la colocación de los bebés dentro del útero. En un 40% de casos se observa que ambos fetos están de cabeza, lo que significa que puede intentarse el parto normal. Cuando el peso de los bebés es muy bajo, en torno a los 1.500 g, se debe realizar una cesárea, aunque hay especialistas que afirman que esta forma de terminar la gestación no hace que los resultados sean mejores.

En algo más de un 35% de estas gestaciones uno de los gemelos está de cabeza y el otro de cualquier otra forma; en estos casos la decisión es controvertida, especialmente cuando el peso de cada uno de ellos es inferior a 1.700 g. Parece ser que en estos pesos tan bajos la respuesta no es clara, y algunos estiman que lo mejor es el parto normal, mientras que otros afirman que lo correcto es realizar una cesárea.

Sin embargo, cuando se trata de gestaciones más avanzadas, con pesos más elevados y los dos de cabeza, se recomienda un parto vaginal. Se debe hacer hincapié en que el primer bebé puede salir correctamente por un parto vaginal y el segundo, debido a la nueva colocación dentro del útero, deba nacer mediante una cesárea urgente.

Cuando el primero de los gemelos se presenta «de nalgas» y sea cual sea la posición del otro, debe practicarse una cesárea, lo que ocurre en un 25% de los casos. Los embarazos cuyos gemelos compartan la misma placenta y la misma bolsa de aguas deben llevarse a término obligatoriamente con cesárea.

RECUERDE

- No todo embarazo de gemelos debe terminar necesariamente en una cesárea; depende del tipo que sea y de la presentación de los dos bebés. Por el contrario, si existen más de dos bebés se realizará obligatoriamente una cesárea.

- Los mellizos son los bebés que se originaron de óvulos diferentes, con lo cual pueden tener hasta distinto sexo; por el contrario, los gemelos son idénticos pues proceden de la unión de un espermatozoide con un óvulo que después se separó formando dos seres.

- Casi la mitad de los embarazos gemelares diagnosticados antes de la semana octava a través de una ecografía se convierten en embarazos de un solo bebé.

- Un embarazo gemelar se convierte en una gestación de alto riesgo puesto que se observan con mayor frecuencia complicaciones si las comparamos con las gestaciones de un feto único.

- La mejor manera de diagnosticar un embarazo gemelar es a través de la ecografía, la cual va a determinar si existen una o dos placentas.

SABÍA USTED QUE...

- La frecuencia con la que ocurren los embarazos gemelares, tipo mellizos, depende de la raza. En países como Nigeria se observa un embarazo gemelar de cada 20 partos, mientras que en Japón se da uno cada 155 gestaciones. Esto no sucede para los embarazos de gemelos idénticos, que al parecer dependen de la edad de la madre: cuanto más joven, menos posibilidades de tener gemelos idénticos.

- Antes de la era de las ecografías obstétricas se diagnosticaba el 20-40% de los embarazos gemelares en el momento del parto, con el riesgo que suponía eso para la madre y los bebés.

- Alrededor de un 2% de las mujeres gemelas tienen hijos gemelos, y que los hombres gemelos tienen menos de un 1% de hijos gemelos.

- Existe mayor incidencia de embarazo gemelar si se concibe en los tres primeros meses siguientes a iniciar las relaciones sexuales. Así mismo, a mayor frecuencia de relaciones, más posibilidades de sufrir una gestación gemelar.

- A mayor número de fetos en un mismo embarazo, mayores posibilidades de sufrir un parto prematuro y tener un mayor número de malformaciones fetales.

INFECCIÓN URINARIA
EN EL EMBARAZO

Esta infección es tan frecuente a consecuencia de los cambios que se producen durante el embarazo en el sistema urinario. Debe ser correctamente tratada para evitar problemas mayores, como la infección del propio riñón. El sistema urinario consta de dos riñones, dos uréteres que conectan cada riñón con la vejiga, y un conducto denominado uretra, que pone en contacto la orina con el exterior.

¿Qué es una infección de orina?

Es la presencia de gérmenes en la orina en cantidades suficientes para provocar síntomas tales como escozor al orinar, necesidad de acudir frecuentemente al baño y orinar en cantidades muy pequeñas.

¿Por qué son tan frecuentes en la embarazada las infecciones de orina?

En la gestación se producen cambios anatómicos en el aparato urinario y en sus funciones. El riñón aumenta ligeramente de tamaño y de peso; así la zona que se encarga de recoger la orina a su salida se dilata, lo que favorece un estancamiento de orina. Estos cambios se inician en la semana diez. Gracias a la acción de una hormona llamada progesterona, se observa un enlentecimiento del vaciado de la orina a través de los uréteres, lo que causa nuevamente un acúmulo de orina.

¿Qué tipos de infecciones urinarias existen?

Se debe hacer una distinción según dónde se localice la infección, pues el riesgo de complicaciones varía. Cuando la infección se encuentra en la vejiga y en la uretra se denomina cistitis. Si se localiza en el riñón es más grave y se denomina pielonefritis aguda.

¿Cuál es la clínica que se presenta en estas infecciones?

En el caso de que se trate de una infección localizada en la vejiga y la uretra, los síntomas más frecuentes son escozor al orinar y sensación de no haber vaciado completamente la vejiga, lo que hace que la mujer

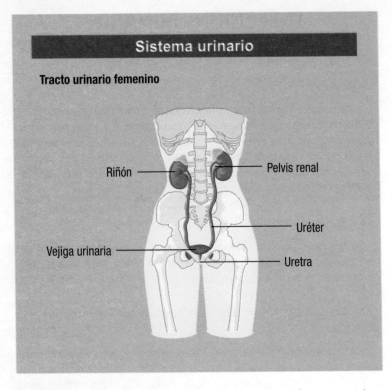

Sistema urinario

Tracto urinario femenino

Riñón

Pelvis renal

Uréter

Vejiga urinaria

Uretra

acuda nuevamente al baño para, ante su sorpresa, expulsar una mínima cantidad de líquido. También puede presentar sensación de peso en la zona del pubis. Este tipo de infección no produce fiebre ni malestar general.

Por el contrario, si la infección ha ascendido a través de los uréteres y se localiza en el riñón, la clínica incluye fiebre alta hasta de 40 ºC, vómitos y náuseas, escalofríos y dolor cuando se explora la espalda por debajo de las costillas. No obstante, también pueden asociarse los mismos síntomas que en el caso de la cistitis. La pielonefritis se observa en cerca de un 3% de las embarazadas, que posiblemente tuvieron previamente una infección en la vejiga y uretra, pero que no causó ningún tipo de clínica.

¿Cómo se diagnostica una infección urinaria?

Habitualmente la mujer acude al médico con las manifestaciones que hemos comentado. Se le tomará una muestra de orina para analizarla y ver qué germen está produciendo la infección. Cuando se trata de una infección renal, a veces se toma muestra de sangre coincidiendo con el pico máximo de fiebre, para analizar si existe ese germen también en la sangre.

¿Se debe esperar al resultado del cultivo de orina para iniciar el tratamiento?

No, realmente la clínica es muy característica y con una analítica elemental de la orina se pueden obtener datos que confirman la existencia de una infección, por lo que el tratamiento, que será precoz para prevenir infecciones graves, se puede instaurar inmediatamente. Se recoge la muestra de orina para cultivarla por si el germen no fuera habitual y no respondiera al tratamiento, que se podrá cambiar según los resultados.

¿Cuál es el tratamiento de esta infección?

Las infecciones se tratan con antibióticos, y la infección de orina en embarazadas también. Por lo general, éstos no conllevan ningún riesgo para el bebé. El riesgo estaría en caso de que no se tratara correctamente. Además del tratamiento farmacológico se debe aumentar la ingesta de líquidos hasta dos litros al día. En el caso de infecciones del riñón con fiebre alta se debe realizar un tratamiento antibiótico pero hospitalario, para poder administrarlos por vena, y controlar mejor a la paciente y al bebé.

RECUERDE

- La clínica más frecuente de las infecciones de orina son el escozor al orinar y la sensación de no vaciar completamente la vejiga.
- La infección de orina más frecuente es la cistitis, pero la más grave es la infección del riñón, que se denomina pielonefritis.
- Las modificaciones en la anatomía y en la función del aparato urinario durante el embarazo originan muchas veces infecciones.
- En el tratamiento de las infecciones urinarias se emplean antibióticos. La ingesta abundante de líquidos es muy aconsejable.
- Una infección baja de orina rara vez provoca fiebre si no se acompaña también de infección del tejido del riñón.

EMBARAZO Y DIU

Todos los métodos anticonceptivos tienen un porcentaje de fallos. Un dispositivo intrauterino (DIU) tiene un riesgo de embarazo no deseado entre un 2 y un 3%. Es un método cómodo y con pocos efectos secundarios, especialmente indicado en mujeres que ya han tenido hijos, que presentan una pareja estable y que no desean o no deben utilizar otros métodos.

¿Por qué una mujer portadora de un dispositivo intrauterino (DIU) se queda embarazada?

Más de un tercio de los casos de embarazo con DIU se debe a su deslizamiento dentro de la cavidad uterina y que, a veces, se expulsa sin conocimiento de la mujer, lo que puede suceder cuando las reglas son muy abundantes o si existe malformación uterina que impida su correcta colocación. Se piensa que los que cuentan en su composición con un alto porcentaje de cobre son los más efectivos. Algunos autores sólo admiten tres motivos para que el embarazo se produzca a pesar del dispositivo intrauterino:

- Desplazamiento del DIU.
- Malformación uterina no diagnosticada.
- Desproporción entre el tamaño del útero y el del DIU.

¿Ser portadora de un DIU aumenta la frecuencia de embarazos fuera del útero?

Del 2 al 3% de embarazos producidos a pesar del DIU, el 10% ocurre fuera de la cavidad uterina.

¿Qué síntomas tiene la mujer que porta un DIU y está embarazada?

Toda mujer que esté utilizando cualquier método contraceptivo debe ser consciente de que puede existir un fallo a pesar de que el porcentaje de fracasos sea muy bajo. Por eso, cuando tenga un retraso de la menstruación, o una regla diferente a las que ella suele tener, o incluso un sangrado entre dos reglas, debe realizarse un test de embarazo. Los síntomas serán los mismos de cualquier embarazo.

¿Qué debe hacer una mujer que es portadora de un DIU y que acaba de saber que está embarazada?

Las pruebas de embarazo son sumamente fiables. Si está asintomática, sin dolor abdominal ni sangrado vaginal, debe acudir a su tocólogo, y no al servicio de urgencias salvo si tiene dolor abdominal, sangrado vaginal o cualquier otro signo, como, por ejemplo, fiebre.

A pesar de existir un embarazo, ¿es fácil visualizar el DIU dentro del útero?

La visualización a través de la ecografía del DIU es una tarea sencilla si se realiza hasta el primer trimestre. Cuando el embarazo llega a sus últimas semanas, es un logro el poder localizarlo con la ecografía, puesto que el feto y todo lo que le rodea, invade el espacio uterino.

¿Se debe retirar el DIU a la gestante?

Hay que realizar una exploración e intentar visualizar a través del cuello del útero los hilos del DIU; si se objetivan se retiran en ese mismo momento, preferiblemente en las primeras semanas. Si no se visualizan los hilos la exploración se completa con una ecografía y se intenta identificar la localización del dispositivo, que se extraerá cuidadosamente. Si no es posible retirarlo se debe controlar su localización a lo largo del embarazo y vigilar las complicaciones que pudieran aparecer.

¿Qué complicaciones puede llevar consigo la existencia de un DIU durante el embarazo?

El aborto es la complicación más frecuente. Su incidencia es elevada aun cuando se haya retirado el DIU nada más conocer el embarazo; se estima que una de cada cuatro pacientes a las que se retira el DIU sufrirá un aborto. Sin embargo, si se deja el DIU dentro del útero, la incidencia de abortos es del 50%. Cuando se produce un aborto en edades gestacionales avanzadas, debido al dispositivo intrauterino, ocasionan, en un porcentaje no desdeñable, un aborto denominado séptico, en el que la infección puede generalizarse y tener consecuencias fatales. La permanencia del DIU durante la gestación puede complicar ésta, con un parto pretérmino en el 20% de los casos.

Otras complicaciones pueden ser hemorragias vaginales, generalmente de pequeña cuantía, durante el segundo y tercer trimestre.

¿La persistencia de un dispositivo intrauterino durante el embarazo puede provocar malformaciones en el feto?

No. No hay ningún estudio que demuestre que el dispositivo intrauterino provoque algún tipo de malformaciones anatómicas al feto, lo que es lógico porque se localiza por fuera del amnios.

RECUERDE

- Todos los métodos anticonceptivos tienen una tasa de fallos.
- Cuando hay un retraso en la regla, un sangrado extraño o dolor abdominal y se es portadora de un DIU, debe hacerse un test de embarazo.
- El desplazamiento del DIU es la causa más frecuente de sus fallos.
- Es cierto que aumenta el porcentaje de abortos en estos embarazos, tanto si se retira el DIU como si no, pero en estos últimos casos el número es más alto.
- Un 10% de los embarazos que se producen con un DIU se localizan fuera del útero.

FIEBRE DURANTE EL EMBARAZO

La fiebre es el aumento de la temperatura corporal y puede deberse a diferentes causas; la más frecuente es la infecciosa. Este síntoma, cuando aparece en la embarazada, es de especial importancia por las posibles repercusiones que pueda tener sobre el bebé.

¿A partir de qué temperatura se tiene fiebre?

Cuando se eleva por encima de 38 °C. Los médicos denominan febrícula a la temperatura que se encuentra entre 37 °C y 37,9 °C.

¿Qué problemas puede tener una embarazada con fiebre?

La fiebre, por sí sola, puede desencadenar problemas muy serios en el feto; una temperatura de más de 38,5 °C al inicio del embarazo puede provocar malformaciones fetales. Por otro lado, la elevación de la temperatura puede iniciar contracciones uterinas que lleguen a provocar abortos o partos pretérmino. Hay correlación entre la fiebre alta de la madre y muertes de fetos debido a la necesidad de incrementar el metabolismo del bebé para soportar esta situación.

Es muy importante la causa que origine la fiebre, y para localizarla se efectúan pruebas que emplean radiaciones, como las radiografías, el escáner...

¿Cómo se estudia la fiebre en la embarazada?

En general, la fiebre va acompañada de otros síntomas como dolor de garganta, tos o diarrea. Cuando el médico interroga a la paciente, intenta objetivar el origen de una posible infección. Así debe explorar si la mujer tiene garganta enrojecida o con placas; examinar los oídos; auscultar los pulmones en busca de neumonías; investigar clínica de infección urinaria, como molestias al orinar, o sensación de no vaciar la vejiga completamente; interrogar sobre diarrea, náuseas y vómitos; y seguir hasta completar una exploración total y exhaustiva mediante las pruebas precisas necesarias, para llegar a un diagnóstico correcto.

¿Existen diferentes tipos de fiebre?

Existen diferencias entre la fiebre de corta y larga duración. La primera es el incremento de temperatura que dura menos de dos semanas, y la segunda las sobrepasa. La causa más frecuente de la de corta evolución es la infección, pero si la fiebre perdura más allá de dos semanas, se deben plantear otros orígenes, como enfermedades generales del organismo, tuberculosis y, en los peores casos, inicio de una enfermedad cancerosa. Cerca del 10% de las fiebres de larga duración no llevan a un diagnóstico concreto.

¿Qué medicamentos puede tomar la embarazada con fiebre e infección de garganta?

La embarazada que sufre infección de garganta con elevación de la temperatura debe ser tratada igual que si no estuviera embarazada: tomará paracetamol, un fármaco que alivia rápidamente pues baja la temperatura y calma el dolor; para la infección tomará un antibiótico cuando el médico lo estime oportuno y beberá muchos líquidos para mantener la garganta muy húmeda y las mucosas hidratadas.

RECUERDE

- Fiebre es la elevación de la temperatura corporal por encima de 38 °C. Febrícula es la temperatura del cuerpo que se sitúa entre los 37 °C y los 38 °C.
- La fiebre alta (más de 38,5 °C) al inicio del embarazo puede provocar malformaciones importantes en el feto.
- El paracetamol es un excelente medicamento para aliviar la fiebre y, además, es seguro utilizarlo durante el embarazo.
- Cuando la fiebre se prolonga más allá de dos semanas deben plantearse otras posibles causas además de la infección.
- La fiebre más alta aparece en torno a las cuatro o seis de la tarde. La temperatura más baja se produce de madrugada.

EPILEPSIA Y EMBARAZO

¿Qué es la epilepsia?

Es una enfermedad que produce convulsiones debido a una alteración de la actividad cerebral. Éstas pueden manifestarse con movimientos involuntarios o alteraciones en la sensibilidad, acompañados o no de pérdida de conciencia.

¿Cuál es la frecuencia de esta enfermedad en las mujeres en edad reproductiva?

En mujeres en edad fértil se manifiesta en el 1%. La primera crisis suele aparecer en el embarazo de un 13% de estas pacientes.

¿Qué consecuencias puede tener el embarazo en una mujer diagnosticada de epilepsia?

Las consecuencias de esta enfermedad son siempre impredecibles, dado que el 20% de las gestantes que padecen esta enfermedad empeora, el 60% no experimenta ningún cambio y un 20% mejora mientras dura la gestación.

¿Qué sucederá en posteriores embarazos?

La mitad de las pacientes tendrá una evolución similar a la de embarazos posteriores.

El pronóstico de la epilepsia durante el embarazo está directamente relacionado con la situación previa la paciente, sin que la edad influya.

¿Perdurará el comportamiento de la epilepsia cuando el embarazo haya terminado?

La mujer embarazada que padece epilepsia debe conocer que los efectos que produce esta enfermedad en el embarazo sólo se mantienen mientras dure éste, para volver a la situación en la que se encontraba previamente.

¿Por qué puede empeorar la epilepsia cuando la mujer está embarazada?

Los factores directamente relacionados con este proceso son los siguientes:
- Incremento de la frecuencia respiratoria.
- Modificaciones hormonales propias del embarazo.
- Alteraciones en la concentración de diferentes sustancias en la sangre.
- Aumento del líquido corporal que la gestante debe manejar normalmente.
- Incorrecto tratamiento antiepiléptico.
- No llevar un estilo de vida saludable, como no respetar las horas necesarias de sueño.
- Problemas físicos propios del embarazo.
- Interacciones medicamentosas.

¿Puede provocar la epilepsia complicaciones en el curso normal de un embarazo?

Para analizar la repercusión de la epilepsia sobre la gestación los expertos se encuentran con múltiples problemas, ya que parten de la base de que la enfermedad se expresa en cada paciente con diferentes grados de gravedad y es originada por distintas causas, a lo que se debe añadir el factor genético. La multitud de fármacos para el tratamiento de la epilepsia hace que no se conozcan bien todos sus efectos sobre el feto y la futura mamá. Se ha observado que existe mayor riesgo cuando se producen las siguientes alteraciones:
- Problemas hemorrágicos, especialmente en el primero y el tercer trimestre.
- Mayor incidencia de parto pretérmino.
- Problemas de hipertensión asociada al embarazo.
- Crecimiento fetal retardado.
- Aparición de herpes materno con mayor frecuencia.
- Problemas directamente relacionados con las crisis convulsivas: abortos, desprendimiento prematuro de placenta, traumatismos maternos...

¿Puede tener un parto normal la embarazada que sufra epilepsia?

En la mayoría de los casos el parto es normal, aunque determinados estudios afirman que en este grupo de mujeres se practican más cesáreas y partos instrumentales, lo que podría ser explicado en parte por los fármacos antiepilépticos, que originan que las contracciones sean más débiles y que los partos sean más prolongados. Hay autores que relacionan los problemas de sangrado a lo largo del parto con este tipo de fármacos.

¿Qué efecto puede tener la epilepsia sobre el futuro bebé?

Se ha demostrado un incremento de la mortalidad en las primeras semanas de vida en los hijos de madres epilépticas. Generalmente, son niños con bajo peso al nacer y que, debido a la falta de oxígeno cuando la madre sufre convulsiones, tienen más riesgo de problemas cerebrales que pudieran condicionar retraso intelectual de grado variable. También pueden sufrir procesos hemorrágicos cerebrales en las veinticuatro primeras horas de vida; incluso pueden presentar un cuadro de depresión neurológica nada más nacer y corren un riesgo potencial de desarrollar epilepsia a lo largo de su vida.

¿Es contraproducente utilizar los fármacos antiepilépticos durante el embarazo?

La epiléptica que necesita tratamiento con fármacos debe estar informada sobre los problemas que éstos pueden provocar en su hijo, ya que actualmente todos ellos pueden hacerlo. Se aconseja utilizar los menos posibles, aunque los más antiguos son los que se aconsejan a las embarazadas porque son los más estudiados. La idea más importante que hay que transmitir a la madre es que es más peligroso que no cumpla el tratamiento recomendado por su neurólogo.

¿Qué problemas pueden desencadenar los fármacos antiepilépticos en el futuro bebé?

Los principales efectos adversos que produce este tipo de fármacos son los siguientes:
- Malformaciones congénitas.
- Deficiencia de la vitamina K.
- Problemas de coagulación en las primeras semanas de vida.
- Alteraciones variables del metabolismo.
- Depresión neurológica después del parto.
- Dependencia de los fármacos maternos en los primeros momentos después del parto.

¿Qué debe saber la paciente diagnosticada de epilepsia antes de quedarse embarazada?

Éste es uno de los grupos que más se beneficia de una consulta previa al embarazo. Nunca se debe desaconsejar el embarazo a una mujer diagnosticada de epilepsia. Más del 90% de las gestantes que están en tratamiento con fármacos antiepilépticos consiguen un hijo sin defectos congénitos; sin embargo, también deben conocer que sus hijos forman parte de un grupo de riesgo y que la probabilidad de que puedan presentar malformaciones es tres veces mayor que la de otros niños. El tratamiento farmacológico de las crisis convulsivas es imprescindible, ya que existe un aumento de malformaciones congénitas en los hijos de aquellas mujeres que sufriendo crisis epilépticas no lo cumplen. La decisión de realizar cambios en el tratamiento se debe tomar antes de que la paciente se quede embarazada. En el caso de que una mujer no haya sufrido ninguna crisis en un período adecuado de tiempo, y se decide la supresión del tratamiento, deben transcurrir seis meses hasta el comienzo de la gestación. La paciente debe conocer que el riesgo de convulsiones tras la suspensión terapéutica es del 12% durante los seis primeros meses, el 32% durante el primer año y el 41% en los dos primeros años tras el cese de la toma de los fármacos. Los hijos de madres epilépticas sin causa aparente, tienen un riesgo cinco veces mayor de desarrollar esta enfermedad.

Si la paciente necesita tratamiento, se intentará administrar un solo fármaco en lugar de varios, y se hará el tratamiento con la dosis mínima necesaria. Durante el embarazo se recomienda descanso y buena alimentación. En período pregestacional se iniciará un suplemento de ácido fólico.

¿Qué medidas especiales se toman en este tipo de mujeres durante el embarazo y el parto?

A lo largo del embarazo, se debe investigar si la paciente está bien controlada con tratamiento, y en ningún caso se suspenderá la medicación. Se suelen determinar los niveles en sangre de los antiepilépticos para poder disminuir la medicación sin llegar a perder su efecto. En estas mujeres es conveniente mantener el aporte vitamínico de ácido fólico durante todo el embarazo; y en el último mes se debe administrar vitamina K a dosis de 10-20 mg/día.

Se realizará un intento por descubrir cualquier tipo de malformación, sea o no de carácter neurológico. En cada revisión se insistirá en la importancia de cumplir adecuadamente el tratamiento y llevar una vida sana y descansada, y seguir una buena alimentación.

Tan sólo por padecer epilepsia, ¿no es conveniente realizar una cesárea en el momento del parto?

En principio tiene las mismas posibilidades de una cesárea que una mujer sin dicha enfermedad; sólo en el caso de que la paciente sufra numerosas crisis convulsivas en el último trimestre, se decidirá una cesárea, sobre todo si las crisis convulsivas tienen relación con el estrés. Es conveniente el parto con anestesia epidural que garantiza mayor relajación.

¿Qué sucede después del parto?

Al bebé se le administrará toda la medicación habitual del recién nacido, y se establecerá un control estricto para evitar la ausencia de la medicación a la que estaba acostumbrada por el tratamiento materno. Por otro lado, a la mujer se le administrará la dosis de fármacos antiepilépticos que consumía antes de estar embarazada. Se debe informar a la paciente que la toma de esta medicación no impide la lactancia.

RECUERDE

- El embarazo puede hacer que aumente el número de crisis, que lo disminuya o, simplemente, que no lo modifique.
- La epiléptica debe consultar al tocólogo cuando tenga intención de tener un hijo, para poder ajustar la dosis adecuada de su tratamiento.
- La paciente debe tener opción a una anestesia epidural durante el parto, y la epilepsia no es una indicación directa para la realización de una cesárea.
- El hijo de una mujer diagnosticada de epilepsia tiene riesgo potencial de sufrir la misma enfermedad.
- Aunque los tratamientos antiepilépticos y la enfermedad en sí pueden producir problemas en el bebé, se debe informar que el 90% de estas madres tendrán un hijo sano y sin malformaciones.

VACUNACIÓN EN EL EMBARAZO

En el embarazo lo ideal es evitar cualquier tipo de infección para intentar disminuir el riesgo de problemas. Para reducir al máximo estas enfermedades se cuenta con muchos métodos, desde unos hábitos higiénicos correctos hasta algo tan complejo como son las vacunas, pasando por la prevención.

¿Qué vacunas son las que se pueden utilizar en una mujer embarazada?

Existen vacunas que se pueden administrar en una mujer embarazada, y son las siguientes:
- Tétanos.
- Hepatitis B.
- Gripe.

La primera de ellas se puede aplicar con toda seguridad. Las otras dos se administrarán cuando la paciente forme parte de un grupo de riesgo.

A continuación se citan otras vacunas que son de uso excepcional, es decir, sólo deben ser empleadas cuando no quede más remedio:
- Cólera.
- Enfermedad paratífica.
- Tuberculosis.
- Rabia.
- Difteria.

¿Qué vacunas no deben emplearse en la embarazada?

Son aquellas que tienen gérmenes vivos aunque con poca vitalidad, lo que los médicos llaman virus atenuados, y son las siguientes:
- Poliomielitis.
- Viruela.
- Fiebre amarilla.
- Sarampión.
- Rubéola.
- Varicela.

¿Cuánto tiempo debe pasar para tener un embarazo después de una vacunación peligrosa para el feto?

El tiempo recomendado para intentar un embarazo tras haber sido vacunada debe ser, como mínimo, de tres meses, para asegurarse de que todos los gérmenes atenuados han sido eliminados.

RECUERDE

- Vacunar a la embarazada lo menos posible, pero tanto como se necesite.
- Insistir durante la infancia y adolescencia en cumplir el calendario vacunal.
- Las vacunas con gérmenes muertos pueden utilizarse durante la gestación sin problema para el futuro bebé.
- La embarazada no puede ser vacunada en principio con gérmenes atenuados, y debe esperar tres meses para buscar un embarazo tras serle administrado este tipo de vacunas.
- Las vacunas siempre se administrarán cuando la mujer pertenezca a un grupo de riesgo para una enfermedad, y cuando las ventajas de ser vacunada superen el riesgo que pueda sufrir su bebé.

DEPORTE Y EMBARAZO

Es muy frecuente que la embarazada pregunte sobre qué tipo y con qué frecuencia está permitida la práctica de deporte. La deportista habitual puede pensar que debe abandonar esta afición, pero no siempre será así.

¿Qué ejercicios puede realizar la embarazada?

Una premisa importantísima que se debe tener en cuenta es que el embarazo no es el mejor momento para iniciarse en un deporte, lo cual no significa que no deba realizar ningún ejercicio. El obstetra recomendará actividades tales como caminar, natación y bicicleta estática. Caminar constituye un ejercicio excelente, sobre todo cuando la mujer no practicaba otro deporte, y es una buena manera de mantenerse en forma. La natación es uno de los deportes más completos y seguros, puesto que se ejercitan numerosos grupos de músculos y mantiene el peso corporal, aunque se debe abandonar el salto de trampolín. El ejercicio realizado en la bicicleta estática es óptimo, pues el peso lo soporta el aparato. Es un deporte recomendable para la mujer que no practicaba deporte con anterioridad al embarazo.

La realización de ejercicio está determinada fundamentalmente por las semanas de gestación. Por ejemplo, en los dos primeros meses la única precaución que se debe adoptar es evitar el aumento de temperatura corporal; pero la práctica de cualquier ejercicio en este período de gestación no está en relación con un mayor número de abortos. Entre la octava semana y el octavo mes se debería abandonar el deporte de competición, y la actividad física debe ser moderada.

¿Qué cambios se producen en el cuerpo de la embarazada cuando practica un deporte?

El embarazo causa modificaciones importantes en el cuerpo que pueden repercutir en la respuesta de la mujer al ejercicio físico porque el gasto cardíaco aumenta (se llama gasto cardíaco al volumen de sangre que bombea el corazón por minuto). Cuando se realiza ejercicio moderado existe una modificación en la distribución de la sangre que llega a los órganos, aumentando el volumen en los músculos. En la mujer embarazada se ha demostrado que no existe incremento del gasto cardíaco y se observa que la realización de ejercicio moderado lleva consigo una reducción del 25% del aporte sanguíneo uterino, que es tanto mayor cuanto mayor es la intensidad del deporte practicado, por lo que es fácil comprender que al reducirse el aporte de sangre que llega al útero, el feto padecerá falta de oxigenación. Cuando se practica deporte la frecuencia respiratoria aumenta y se incrementa el consumo de oxígeno. Hay que tener en cuenta que el volumen del abdomen es cada vez mayor, lo que imita los movimientos ventilatorios.

¿Es realmente beneficiosa la práctica de un deporte durante el embarazo?

El efecto beneficioso de la actividad física dependerá del tipo de deporte, de la intensidad y de cómo y cuándo se practique. El ejercicio físico habitual puede mejorar la función cardiovascular, disminuir la hinchazón y pesadez de piernas, mejorar el estado de ánimo y disminuir la sensación de torpeza. Además, incrementa la resistencia y la coordinación, ambos aspectos disminuidos en el embarazo. Por otro lado, el fortalecimiento de los músculos abdominales y de la espalda puede prevenir el dolor lumbar. La cantidad de grasa es menor cuando se realiza deporte habitualmente. Además, se ha observado que este grupo de mujeres tiene mejor evolución tras el parto.

¿Es cierto que la embarazada que practica deporte sufre más caídas y más lesiones que la no gestante?

Los cambios fisiológicos que se producen en el embarazo también afectan al sistema locomotor, ya que la curvatura normal de la columna vertebral se modifica, haciendo que cambie el punto de equilibrio, lo que puede provocar caídas. Además, se ha observado un incremento de lesiones en las articulaciones debido a la laxitud que éstas presentan en la mujer gestante.

¿Se gana menos peso en el embarazo si se practica deporte?

Hay autores que afirman que las mujeres que practicaban deporte antes del embarazo, y dejan de hacerlo cuando están esperando un hijo, aumentan más su peso que las mujeres que tenían una vida más sedentaria. No obstante hay también opiniones en contra, que consideran que la ganancia de peso es independiente de que las pacientes practicaran o no deporte antes de la gestación. No obstante, tal y como sucede en una no embarazada, la relación entre la ingesta de calorías y el ejercicio determina el peso.

¿Puede provocar el ejercicio un parto prematuro?

El ejercicio físico hasta ocho semanas antes de la fecha probable de parto no incrementa las contracciones uterinas. La información al respecto es escasa, pero está recomendado evitar determinados deportes dado el incremento de riesgo para un parto pretérmino. Estos deportes son: equitación, esquí, surfing..., y todos los llamados deportes de riesgo.

¿Qué signos de alarma avisan de que hay que interrumpir la práctica de un deporte?

Deberá interrumpirse la práctica de un deporte cuando aparezcan los síntomas que se detallan en la tabla I.

TABLA I
SÍNTOMAS DE ALARMA DURANTE LA PRÁCTICA DE DEPORTES

- Hemorragia genital.
- Dolor abdominal.
- Vértigo y mareo.
- Desfallecimiento y falta de aire.
- Palpitaciones y taquicardia.
- Dolor de espalda importante.
- Dolor en el pubis.
- Dificultad para caminar.

¿Hay deportes «prohibidos» para la gestante?

El médico tiene el deber de informar que la práctica de algunos deportes está desaconsejada por el riesgo de traumatismos abdominales o por riesgo directo para el feto. En general, los deportes de competición están desaconsejados a partir de la octava semana, y los prohibidos se citan a continuación:
- Alpinismo.

- Automovilismo.
- Combate.
- Esquí (náutico o alpino).
- Fútbol.
- Hockey.
- Rugby.
- Submarinismo.
- Surfing.

Otros que están permitidos, como equitación, atletismo, golf, gimnasia…, deben practicarse con precaución y nunca en los dos últimos meses.

¿Hay situaciones en las que esté contraindicada la realización de cualquier tipo de deporte durante el embarazo?

Si antes del embarazo está prohibida la práctica de deporte debido a alguna enfermedad, se debe mantener dicha recomendación. Sin embargo, hay causas de origen ginecológico que contraindican la realización de deporte. En la tabla II se recogen las más importantes.

TABLA II
CONTRAINDICACIONES DE EJERCICIO DURANTE
LA GESTACIÓN POR CAUSA OBSTÉTRICA

- Amenaza de aborto.
- Embarazo múltiple.
- Hemorragia genital.
- Rotura prematura de membranas.
- Crecimiento intrauterino retardado.
- Hipertensión originada por embarazo.
- Riesgo de asfixia fetal.
- Anemia materna grave.
- Antecedentes de parto pretérmino.
- Alteraciones en el cuello del útero (problemas de dilatación).

¿Existe alguna relación entre la práctica de un deporte durante el embarazo y la evolución posterior del parto?

Si se comparan mujeres deportistas con las que nunca lo han sido, se observa que las primeras tienen un parto menos doloroso, y que la fase del expulsivo es de menor duración. No existe mayor porcentaje de partos instrumentales o cesáreas entre las mujeres que practican deporte, y, sin lugar a dudas, las mujeres deportistas dan a luz recién nacidos de iguales características de bienestar que las mujeres de vida sedentaria.

¿Qué tiempo debe transcurrir tras el parto para reanudar la actividad deportiva que se practicaba antes del embarazo?

Si no existen problemas en el embarazo ni en el parto, se puede comenzar paulatinamente la actividad física previa en dos semanas, si durante la gestación no se desligó de la práctica del deporte.

¿Debe renunciar la mujer deportista a dar el pecho a su hijo cuando reanuda sus entrenamientos?

La ganancia de peso de los hijos de madres deportistas es menor, pero esto es fácilmente solucionable si la lactancia se complementa con biberones. La cantidad de leche producida es menor cuanto mayor es la intensidad del ejercicio; puesto que la pérdida de líquido por el sudor es mayor, se debe ingerir mayor cantidad de líquidos para asegurar la formación de leche. En estas mujeres son frecuentes las grietas y lesiones en las mamas, pues el roce del pezón con la ropa suele ser demasiado brusco y reiterativo, lo que se evita utilizando protectores y sujetadores adecuados.

¿Qué precauciones debe tomar la embarazada que quiere practicar deporte?

La realización de ejercicio durante el embarazo debe estar regida por el sentido común y la moderación. El principal objetivo es conseguir seguridad para evitar lesiones y problemas innecesarios. No se debe practicar ejercicio cuando el ambiente tenga un grado de humedad elevado, cuando las temperaturas sean altas, o si la paciente está acatarrada o con cuadro febril. Si se desea descansar durante la realización del ejercicio, hay que tumbarse del lado izquierdo, evitando colocarse de espaldas y los movimientos bruscos. Se iniciará la actividad con un buen calentamiento y se terminará con una profunda relajación, lo que evitará lesiones. El tiempo no excederá los 15 minutos, después de los cuales la mujer se debe recuperar rápidamente; de no ser así, habrá superado los límites de seguridad. La frecuencia cardíaca de la madre no debe superar los 140 latidos por minuto, y la respiración debe ser adecuada como para permitir hablar mientras se practica el deporte. Se deben eludir situaciones que provoquen incremento de temperatura por encima de 38 °C. Hay que utilizar un sujetador que mantenga las mamas firmes y evite movimientos bruscos. Es conveniente que la realización del ejercicio sea regular y no de forma esporádica e intensa; practicar deporte tres veces por semana es muy recomendable. La que no esté acostumbrada a realizar deporte deberá comenzar pausadamente para alcanzar una mayor intensidad en las siguientes sesiones. Es importante la valoración del nivel deportivo que se mantuvo en anteriores embarazos y estudiar si existieron complicaciones. En cualquier caso, la mujer que pretende realizar deporte de manera asidua durante el embarazo, debe consultarlo con el especialista.

RECUERDE

- No se debe comenzar ningún deporte que previamente no se haya practicado. La mejor elección es caminar, natación y bicicleta estática.
- En las últimas semanas de embarazo no se aconseja realizar otro deporte que caminar, debido al riesgo de iniciar un parto prematuro por desencadenar contracciones uterinas. Durante prácticamente todo el embarazo el deporte de competición está prohibido.
- No hay ninguna evidencia científica que demuestre que la realización de deporte en el inicio del embarazo provoque abortos. Las contracciones uterinas no son ningún problema hasta el octavo mes, cuando la realización de ejercicio físico intenso puede conllevar algún problema.
- En caso de hemorragia genital, dolor abdominal, vértigos, mareos, palpitaciones o desfallecimiento debe interrumpirse la práctica de la actividad deportiva.
- Cuando se descansa hay que colocarse del lado izquierdo y no realizar ejercicios apoyada la espalda sobre el suelo para evitar la falta de retorno venoso. Son importantes los estiramientos y ejercicios de calentamiento antes del inicio de cualquier deporte para evitar lesiones.

EMBARAZO Y VIAJES

¿Cuál es el mejor momento a lo largo del embarazo para viajar?

El mejor momento para que la embarazada viaje es el segundo trimestre, puesto que el cuerpo ya se ha habituado al embarazo y todavía el volumen no es tan desmesurado. Ésta es la época en que se pierde menor número de embarazos.

¿Se puede viajar a cualquier país estando embarazada?

Existen determinadas zonas que precisan numerosas precauciones, fundamentalmente por riesgo de infecciones.

La mujer embarazada debe evitar viajar a estos países, que, generalmente, son los menos desarrollados. Es aconsejable que la mujer tenga consigo una póliza de seguros y absolutamente imprescindible que lleve su medicación.

¿Qué precauciones se deben tomar cuando se viaja en coche?

La causa más frecuente de muerte del bebé en un accidente de tráfico es la muerte materna, por lo que las medidas que se deben tomar al respecto no difieren mucho de las que se deberían tomar si la mujer no estuviera embarazada.

Es fundamental llevar el cinturón de seguridad abrochado; la cinta inferior debe ir debajo del abdomen y la otra cruzando las mamas. Los dispositivos que consisten en dos cintas no dañan al feto. Cuando viaje de copiloto, puede utilizar almohadas para estar más cómoda. En los viajes largos hay que parar cada dos horas para descansar y pasear durante diez minutos. Finalmente cabe señalar que los accidentes de tráfico producen problemas a nivel de la placenta y del propio útero, por lo que se debe valorar la necesidad del viaje.

¿Qué debe saber la embarazada cuando realiza un viaje en avión?

El viaje en avión resulta de los más seguros, aunque se deben tomar más precauciones en el último mes. Antes de comenzarlo hay que prever que la compañía aérea disponga de los medios precisos para cubrir una emergencia (algunas compañías requieren un informe tocológico de sus viajeras embarazadas). En los trayectos largos la embarazada debe pasear a menudo por los pasillos y, cuando esté sentada, mover las piernas y los pies para facilitar la circulación. La vestimenta y el calzado deben ser cómodos y amplios. Los días previos debe descansar y dormir como lo hacía hasta ese momento y, posteriormente, tras la llegada acoplar los horarios de forma progresiva. Lo mismo sucede con las comidas; lo más importante es respetar los períodos de ayuno y comer poco pero a menudo.

¿Es más seguro el viaje en barco?

En los viajes en barco el 100% de las embarazadas va a presentar náuseas y vómitos y, con mucha frecuencia, vértigo. Habrá que tomar las mismas precauciones que en los viajes de avión.

RECUERDE

- El mejor período del embarazo para viajar es el segundo trimestre.
- La embarazada debe utilizar cinturón de seguridad cuando viaja en coche, variando la colocación de las cintas según avanza su embarazo.
- Si tiene que realizar algún tratamiento para evitar infecciones en un determinado país de destino, es mejor que posponga el viaje hasta después del parto.
- En determinadas compañías aéreas requieren un informe del tocólogo cuando se trata de una mujer embarazada en el último mes.
- No olvide realizar descansos cada dos horas si viaja en coche o realiza un trayecto largo en avión.

TABACO, ALCOHOL, OTRAS DROGAS Y EMBARAZO

El consumo de sustancias tóxicas como alcohol, tabaco u otras drogas perjudica seriamente el desarrollo normal del embarazo, no sólo por los efectos nocivos que tienen sobre el feto, sino también por el incremento de complicaciones maternas. Estas sustancias provocan malformaciones en los bebés que se producen en épocas muy tempranas del embarazo, incluso antes de que la mujer sea consciente de que está embarazada.

TABACO

¿Qué problemas puede causar el tabaco en la evolución de un embarazo?

La mujer fumadora tiene más riesgos de abortos que la mujer que no lo es, y se observa un mayor número de embarazos ectópicos debido a que la nicotina provoca una alteración de la movilidad de las trompas de Falopio y retrasa el depósito del óvulo fecundado en la cavidad del útero, que es donde se debe encontrar. Los componentes del tabaco, como el monóxido de carbono, la nicotina y el alquitrán, tienen una acción de estrechamiento sobre los vasos. Esta constricción hace que el aporte sanguíneo que llega a la placenta sea menor que en condiciones normales y, por tanto, disminuyen los nutrientes necesarios.

El consumo de tabaco puede causar los siguientes problemas:

- Los hijos de fumadoras nacen con unos 300-150 g menos que los hijos de no fumadoras. Cuando es el padre quien fuma, el bebé también nace con menor peso, pero la diferencia es menor. Este fenómeno se relaciona con el número de cigarrillos fumados al día.

- Las fumadoras presentan mayor porcentaje de rotura de membranas antes de tiempo («romper la bolsa de las aguas»).

- Con mayor frecuencia estas pacientes van a sufrir un parto antes de tiempo, provocando un riesgo importante a su hijo.

- Algunos médicos aseguran encontrar alteraciones de la posición de la placenta en relación con el cuello del útero; es decir, hay más casos de placenta previa en las mujeres fumadoras.

- Se han observado más casos de muerte súbita del lactante.
- Estos bebés sufren más infecciones respiratorias, neumonías o bronquitis, en el primer año de vida.
- En estos bebés se observan más complicaciones en el desarrollo físico e intelectual a medio y largo plazo.

Por todas estas razones, el médico siempre va a aconsejar el abandono definitivo de este hábito nocivo. Dejar de fumar puede reducir el riesgo de complicaciones en el embarazo y la mortalidad del recién nacido.

¿Cuántos cigarrillos están permitidos?

La recomendación es la abstinencia total, pero, si la mujer no lo consigue, debe intentar fumar como máximo 5 o 6 cigarrillos al día.

¿El tabaco pasa a la leche materna?

La nicotina se absorbe muy bien por los pulmones y por las paredes del tubo digestivo, llegando a todo el organismo; se estima que deben pasar de 30 a 60 minutos para eliminarla totalmente, pero en ese tiempo puede pasar fácilmente a la leche materna.

ALCOHOL

¿Qué repercusiones puede llevar consigo el consumo de alcohol de forma desmedida a lo largo del embarazo?

A menudo olvidamos que el alcohol es una droga legal y socialmente aceptada. Su consumo en nuestro país está más extendido entre el sexo masculino que entre el femenino. La misma cantidad de alcohol que circula por la sangre de la madre está circulando también por la del feto.

El alcohol, por sí solo, puede ser el responsable de malformaciones y causa de muchos otros riesgos.

Estas complicaciones van a estar relacionadas con la cantidad y la duración de este hábito. Se define como abuso moderado al consumo diario de 60 a 90 ml de alcohol absoluto, y gran abuso si supera los 90 ml. Una «copa» tiene cerca de 15 ml de alcohol absoluto, y un botellín de cerveza equivale a un vaso pequeño de vino tinto. Los riesgos que conlleva el consumo son las siguientes:

● Las muertes fetales son dos veces más frecuentes.

● Se triplican las amenazas de aborto, y se ocasiona un aumento acentuado de abortos espontáneos al inicio del embarazo.

● Crece el riesgo de desprendimiento prematuro de placenta.

● Aumenta el número de partos pretérmino.

Las mujeres alcohólicas no deben dar el pecho.

En cuanto a la repercusión del consumo alcohol en el bebé se ha descrito una enfermedad: el síndrome de alcoholismo fetal, que fue descrito en 1973. Esta situación se caracteriza por los siguientes aspectos:

● Retraso de crecimiento antes y después de nacer.

● Alteraciones en el cerebro del bebé (en su sistema nervioso central).

● Malformaciones en la cara (ojos muy pequeños y juntos, las orejas localizadas muy bajas, cerca del cuello, la cabeza muy pequeña y delgada, los labios muy finos...).

Este conjunto de complicaciones se pueden observar a la vez en el recién nacido o presentarse sólo algunas, lo que suele ir en relación con la cantidad de alcohol consumido. Estos problemas aparecen en el 30% de las mujeres bebedoras.

¿Puede presentar el bebé al nacer algún signo típico de la persona alcohólica?

Sí, es lo que se llama síndrome de abstinencia, que también se observa cuando la mujer consume otro tipo de drogas. El recién nacido suele presentar, al cabo de una semana del parto, falta de fuerza muscular, gran irritabilidad en el llanto, aumento del abdomen, dificultad para respirar, vómitos e, incluso, un cuadro de convulsiones.

¿Cómo es el niño que sufre los efectos del alcoholismo durante el embarazo al cabo de los años?

El aspecto que dan estos niños es de fragilidad, pues su cabeza, ojos, nariz y boca son de pequeño tamaño, la cara tiende a ser delgada y las orejas descendentes. Por lo general presentan retraso de crecimiento que se mantiene durante toda su infancia y que se acompaña de alteraciones al caminar y en el carácter del pequeño, con retraso mental y tendiendo a veces a la agresividad. También se dan otro tipo de problemas como malformaciones cardíacas, en el aparato genital, en los huesos, en la audición y la visión.

¿Existe una cantidad segura de alcohol que la mujer pueda consumir sin preocupación mientras esté embarazada?

Si hubiera que poner un límite, la embarazada no debería superar los 30 ml de alcohol absoluto diarios o, lo que es lo mismo, dos copas al día.

COCAÍNA

La cocaína es una de las drogas que por más vías se puede consumir, pues se emplea a través de inhalación, introducida por la vagina, por el ano, o también, directamente en la vena. La variante denominada «crack», también se puede fumar.

¿Qué efectos tiene la cocaína en el feto?

Es una droga estimulante que provoca un estado de alerta máximo. Se observa un aumento de la tensión arterial debido a una constricción de los vasos, con lo que la cantidad de sangre que circula también disminuye, y, como lógica consecuencia, el oxígeno y nutrientes que transporta.

Este fenómeno hace que el feto sufra un retraso notable de crecimiento y que, en ocasiones, se observe gran reducción de los vasos fetales que provoque infartos en diferentes órganos fetales, como puede ser el intestino.

El consumo durante el embarazo puede provocar las siguientes situaciones:

- Aumento de abortos espontáneos.
- Mayor número de malformaciones.
- Incremento de la incidencia del desprendimiento de placenta.
- Mayor número de partos pretérmino.
- Aumento de la muerte súbita del lactante.
- Alteración en el comportamiento en la infancia.
- Dificultad para el aprendizaje y la atención.
- Convulsiones después del nacimiento.
- Aspecto extraño de la cara del bebé.

¿Cuándo se debe iniciar la desintoxicación?

La desintoxicación debe plantearse desde el inicio del embarazo. Las sobredosis se deben cuidar tanto en la madre como en el bebé.

¿Está contraindicada la lactancia cuando la mujer consume cocaína?

El uso de esta sustancia no es una razón para que se suspenda la lactancia, como ocurre con otras drogas.

HEROÍNA

Puede ser consumida a través de las mucosas (boca, nariz, vagina, recto) o ser inyectada en una vena.

En el primer caso los efectos tardan más tiempo en aparecer. Las mujeres que la consumen suelen presentar una situación de falta extrema de higiene y padecen carencias nutricionales importantes, lo que hace aún más problemática la evolución favorable del embarazo.

¿Qué complicaciones produce el consumo de heroína durante el embarazo?

En este grupo de mujeres se observan con más frecuencia infecciones graves como hepatitis, neumonías e infecciones localizadas en las cavidades del corazón.

También hay más riesgo de encontrar enfermedades de transmisión sexual que puedan afectar al bebé, como es el caso de la sífilis. Las embarazadas que consumen heroína presentan náuseas y vómitos con mayor frecuencia, sufren más estreñimiento y problemas con la vesícula biliar.

En estas mujeres se producen más abortos, amenazas de abortos, alteraciones graves del crecimiento del futuro bebé, problemas con la tensión arterial y mayor número de muertes fetales. No está aún confirmado que la heroína produzca malformaciones, aunque pudiera estar relacionada con hernias congénitas, deformaciones cardíacas y alteraciones genéticas como el síndrome de Down.

¿Cómo puede manifestarse el consumo de heroína en el recién nacido?

Los síntomas de abstinencia son frecuentes en estos niños; entre el 40 y el 80% presentan temblores, se encuentran irritables, sufren vómitos y diarrea, incluso fiebre y convulsiones. Generalmente, estos síntomas no exceden de diez días.

¿Qué sucede si la embarazada está en un programa de desintoxicación con metadona?

Durante el embarazo no se debe iniciar un tratamiento de desintoxicación, debido a que la suspensión de la administración de la heroína de forma brusca produce un incremento de las complicaciones. Existe mayor riesgo de aborto al inicio del embarazo, y posteriormente se observa mayor número de muertes fetales y partos pretérmino. Si ha de realizarse un tratamiento con metadona, se comenzará a partir de la semana 13. Estos recién nacidos presentan un síndrome de abstinencia mayor y más largo que el producido por la heroína.

¿Cuáles son los síntomas de una sobredosis de heroína?

La paciente sufre una pérdida de conciencia progresiva, enfriamiento corporal, disminución del número de las respiraciones, flacidez de los músculos y alteraciones en los latidos cardíacos que, si no se tratan, conducen a la muerte por parada cardiorrespiratoria.

¿Qué sucede después del parto de una heroinómana?

Éste sería el momento ideal para que la mujer iniciase un tratamiento de desintoxicación. La lactancia en este grupo de pacientes está contraindicada, ya que la metadona se elimina también en la leche materna y, de esta forma, pasa al recién nacido.

RECUERDE

- El aspecto de los hijos de madres alcohólicas es de fragilidad, pues su cabeza, ojos, nariz y boca son de pequeño tamaño, la cara tiende a ser delgada, y a los lados las orejas son descendentes.
- Se ha comprobado que los hijos cuyas madres han sido fumadoras nacen con unos 300-150 g menos. Cuando es el padre quien fuma, el bebé tiene un menor peso pero la diferencia es menor.
- El uso de cocaína después del parto no es razón para que se suspenda la lactancia, como ocurre con otras drogas.
- El uso habitual de cocaína provoca un aumento de abortos espontáneos, mayor número de malformaciones, un incremento de la incidencia del desprendimiento de placenta, mayor número de partos pretérmino y un incremento de la muerte súbita del lactante, entre otras complicaciones.
- Los síntomas del síndrome de abstinencia más frecuentes en el bebé cuya madre consumía heroína son temblores, irritabilidad, vómitos y diarrea, e, incluso, fiebre y convulsiones.

SABÍA USTED QUE...

- Cerca de un 44% de las españolas entre 24 y 34 años fuma habitualmente.
- España ocupa el sexto lugar en consumo de cigarrillos per cápita.
- El efecto de disminución de peso en el feto comienza en la semana 22 y se observa ya claramente por ecografía en la semana 28.
- En España existen de 3 a 4 millones de alcohólicos, cuya media de edad se encuentra en los 38 años. Se estima que el 20% son mujeres.
- No existe ninguna manifestación física del síndrome de abstinencia de la cocaína. El consumo de esta sustancia no provoca ningún síntoma pero crea adicción psicológica.

SEXUALIDAD Y EMBARAZO

Durante el embarazo la mujer experimenta numerosos cambios físicos, mentales y emocionales que influyen y modifican su vida sexual durante y después del parto. Adopta el papel de madre y puede que deje en un segundo plano otras tareas como arreglarse o propiciar encuentros íntimos con su pareja. Esta reacción puede deberse no sólo a un aspecto psicológico, sino también al malestar que experimenta, como las náuseas y la sensación de sueño permanente. Estos dos síntomas son fruto de los elevados niveles hormonales.

Lo que más le preocupa en el primer trimestre es el miedo a hacer daño al futuro bebé mientras mantienen relaciones sexuales. No se ha demostrado que el coito sea el causante de lesión alguna; sólo en caso de sangrado vaginal o una historia de pérdidas fetales en el primer trimestre deberán evitarse estas relaciones. Algunos especialistas recomiendan no practicar el coito con demasiada frecuencia en las primeras semanas, y establecen como media una vez a la semana. El deseo sexual no se manifiesta siempre de la misma manera. El 40% de las mujeres en el primer trimestre experimenta disminución de la libido, mientras que en el 50% no se modifica el deseo, y se ve aumentado entre un 5% y un 15%.

El cambio físico ayuda en ocasiones a que la mujer se sienta más dispuesta sexualmente. Debido a los niveles elevados de estrógenos, los pechos se congestionan y se vuelven más turgentes, aumentan de tamaño y se convierten en un nuevo hallazgo erótico, aunque esta transformación a veces no es placentera debido a que la gran sensibilidad que aparece en los senos hace que duelan simplemente con el roce de la ropa. Algo similar sucede con el incremento de vascularización que sufre la pelvis. Este proceso, junto con la producción de abundantes sustancias lubricantes que se genera en la vagina, hace que algunas mujeres experimenten los mejores orgasmos. El lado negativo es que la mujer puede llegar a sufrir dolor y molestias durante la penetración.

En ocasiones, la mujer y su pareja pueden sentir cómo un extraño presencia sus relaciones; es decir, el feto es un intruso silencioso. Todos los estudios apuntan que el período en que la pareja vive una sexualidad con mayor naturalidad es en el segundo trimestre. Los miedos sobre la pérdida del bebé son menores y el hombre, por entonces, ya ha

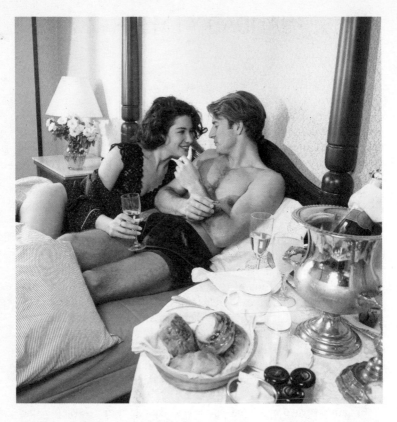

resuelto sus dudas respecto al papel que ejerce en el embarazo. Casi un 80% de las mujeres reconoce que en esta fase experimenta una importante mejora en su vida sexual. Se necesita tomar una serie de medidas para que la pareja acceda al cuerpo del otro sin que exista sobrepeso sobre el feto. Las posturas más apropiadas pueden ser que la mujer se sitúe a cuatro patas, lo que ayudará a liberar la zona lumbar y que el feto esté suspendido en su abdomen. Otra posición es recostada de lado, facilitando una penetración completa y satisfactoria para ambos cónyuges. Por último, ella sentada sobre él es una buena solución. El coito está «permitido» hasta aproximadamente seis semanas antes de la fecha del parto porque, a partir de esta fecha, se considera que durante el coito se pueden producir contracciones uterinas que teóricamente podrían terminar en un parto pretérmino.

La oxitocina es una hormona secretada por una glándula localizada en el cerebro, que es la que genera las contracciones uterinas necesarias en el parto. El orgasmo intenso y prolongado tendría capacidad teórica de estimular lo suficiente la liberación de esta hormona para que se iniciase el parto, pero esto depende en gran medida de la edad gestacional.

Por otro lado, el semen contiene unas sustancias denominadas prostaglandinas que tienen también una capacidad de producir contracciones uterinas. Este problema se puede solucionar fácilmente con el empleo de preservativos.

No obstante, en este último trimestre, lo que hace que disminuya la frecuencia de las relaciones sexuales es el impedimento físico. Se añaden, además, los problemas de la acidez gástrica casi permanente que sufren muchas mujeres y el cansancio excesivo. En esta fase suelen aparecer en la embarazada sentimientos negativos respecto a su físico, viéndose gorda y deforme, y piensa que ya no es capaz de excitar a su pareja. Para concluir, la sexualidad en el embarazo hay que vivirla con normalidad y sin miedo a provocar daños al feto, si el obstetra no indica lo contrario. Se debe pensar que estos cambios no son sinónimos de falta de erotismo, sino que incluso pueden descubrir nuevos placeres sexuales en la pareja. No se debe dudar en consultar cualquier aspecto al médico.

RECUERDE

- No se ha demostrado que el coito sea el causante de lesión alguna para el feto.
- El 40% de las mujeres, en el primer trimestre, experimenta disminución de la libido, mientras que del 5 al 15% experimentan un incremento. En el resto se observan alteraciones del apetito sexual.
- Se pueden practicar sin peligro relaciones sexuales con penetración hasta, aproximadamente, seis semanas antes de la fecha del parto. A partir de ese momento el coito suele ser dificultoso y algo peligroso porque puede ser un desencadenante de contracciones uterinas.
- La oxitocina es una hormona liberada por una glándula localizada en el cerebro, que es la responsable de generar las contracciones uterinas necesarias en el parto.
- El período del embarazo en el que se suele disfrutar más de la vida sexual es en el segundo trimestre.

EL PARTO

¿En qué semana de la gestación se suele producir el parto en condiciones normales?

Los obstetras consideran que aunque un embarazo normal dura, teóricamente, 40 semanas, el parto puede desencadenarse a partir de la semana 37, sin que ello suponga una alteración de la norma. Desde el inicio del embarazo, se sabe la fecha probable de parto, calculada a partir de la última regla y modificada, en ocasiones, por la ecografía del primer trimestre. Es normal que se adelante hasta tres semanas o que se retrase dos llegando a la 42, y si no se produce a este término se debe provocar.

¿Cómo puede saber la mujer que está iniciando el parto?

Ésta es una duda que preocupa en exceso sobre todo a aquellas que van a tener su primer hijo. Escasísimas mujeres han tenido a su bebé sin

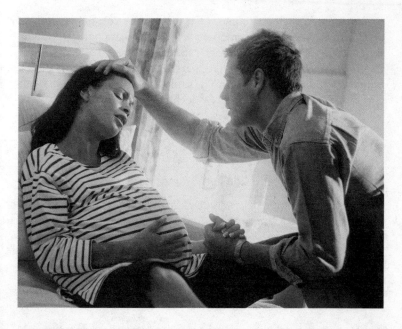

que se enteraran de que estaban de parto. El síntoma más importante son las contracciones uterinas de gran intensidad. La mujer suele sufrir contracciones leves los días previos, contracciones que se inician en la región lumbar y se dirigen hacia el pubis y que sirven para preparar el cuello del útero. Pueden durar horas pero de forma muy irregular y, frecuentemente, con períodos de descanso. Las contracciones propias del parto son intensas, dolorosas y regulares; es decir, en intervalos de tiempo la mujer sufre una contracción igual de fuerte que la anterior, y no cede al cabo de una o dos horas.

¿En qué situaciones la mujer debe acudir al hospital?

Se debe acudir inexcusablemente al hospital o consultar con el tocólogo cuando presente los siguientes síntomas y signos:
- Rotura de la bolsa amniótica.
- Sangrado vaginal igual o mayor que una regla.
- Contracciones regulares, progresivamente más intensas y con un intervalo entre cada una de cinco minutos durante un largo período.

La rotura de la bolsa amniótica («ha roto aguas») en una mujer a término, entre las semanas 37 y 40, sirve como desencadenante del parto, con lo cual se debe ingresar a la paciente y constatar el bienestar del bebé.

El sangrado vaginal durante el tercer trimestre constituye un signo de alarma que debe ser valorado de forma inmediata por un obstetra. El sangrado vaginal importante, en cantidades similares o mayores que una menstruación, hace descartar la existencia de una placenta previa, o un desprendimiento prematuro de la placenta, situaciones ambas que comprometen la vida de la madre y del hijo.

En cuanto a las contracciones, cada mujer siente el dolor de manera diferente, pues es algo subjetivo, pero cuando son intensas, en intervalos cada vez más breves y que se prolongan, indican el inicio del parto.

¿Qué significa la expresión «pródromos de parto»?

No existe un límite que indique el final del desarrollo del feto y el momento del parto; por eso, durante un período, tampoco fijo ni determinado, la mujer se prepara para este momento. Los pródromos de parto son esos momentos en los que se sufren contracciones irregulares, en intensidad y duración, que hacen que existan cambios en el cuello uterino como fase preliminar. Es imposible determinar cuánto tiempo va a transcurrir para que estas molestias terminen y se continúe con el proceso propio del parto; a veces, este período puede superar las 48 horas.

¿Qué importancia tiene la expulsión del tapón mucoso?

Desde el inicio del embarazo, el cuello del útero ha sufrido modificaciones como consecuencia de las funciones que a lo largo de la gestación debe realizar. Se agranda, aumenta la vascularización y es ocupado por el tapón mucoso, conjunto de sustancias que cierran la comunicación entre el producto de la gestación y la vagina. Con las pequeñas contracciones prodrómicas del final del embarazo, se despega este tapón y es expulsado como un flujo denso, en ocasiones, teñido discretamente de sangre. Esta expulsión es un síntoma del final de la gestación pues es un estímulo para iniciar las contracciones uterinas, pero, en numerosas ocasiones, el intervalo desde que se expulsa el tapón hasta que se inicia el parto puede durar días.

¿Cómo sabe la mujer que ha roto la bolsa de líquido amniótico?

Aunque esporádicamente la bolsa puede romperse a través de una pequeña fisura en su porción más alta y alejada del cuello del útero, lo normal es que se rompa de manera brusca, donde la mujer siente la salida de líquido abundante por sus genitales. Éste es el momento de dirigirse al hospital. En el caso de no iniciarse espontáneamente el parto en las horas siguientes, se administrarán antibióticos para evitar una posible infección por gérmenes localizados en la vagina, que al no tener la barrera de la bolsa de líquido amniótico pudieran ascender hasta el feto dentro del útero.

¿En qué consiste la valoración que se realiza a la mujer que acude de parto al hospital?

Puede ser atendida a su llegada por la matrona o por el tocólogo. Tras preguntar los aspectos más relevantes del embarazo se le practica una exploración. Mediante un tacto vaginal se valora la dilatación del cuello y la disposición del feto, y se observa el color del líquido amniótico. Posteriormente se escucha el latido del bebé. A tenor de la dilatación del cuello del útero, la mujer pasará a una sala donde será observada hasta el momento del parto.

En el caso que se trate de pródromos de parto, y no de un parto en sí, se realizará un registro de la dinámica uterina y de la frecuencia cardíaca fetal. Si la mujer recibe el alta hospitalaria, debe saber que, tras una exploración del cuello del útero, puede mancharse de sangre; pero no se debe preocupar, pues es sangre del cuello del útero, el cual es muy sensible a cualquier manipulación.

¿Qué significa que el líquido amniótico esté «teñido»?

En los últimos controles del embarazo, además de realizarse un registro cardiotocográfico que permita la valoración de la frecuencia cardíaca fetal y de las contracciones uterinas, se debe hacer una exploración manual y, en ocasiones, una amnioscopia, que es una exploración para visualizar el líquido amniótico. Para realizarla se introduce un «tubito» a través del cuello del útero hasta llegar a la bolsa de líquido. El color normal es claro; cuando no es así se denomina «líquido teñido». La causa del cambio de color es que el feto ha realizado su primera deposición dentro del útero, habitualmente, debida a una situación de estrés que estimula la motilidad intestinal. Por este motivo, el feto está advirtiendo que estaría mejor fuera del útero, por lo que es un dato indirecto para inducir el parto. El riesgo de un feto cuyo líquido amniótico no es claro, es la posible aspiración hacia los pulmones de ese líquido, que, por lo general, es espeso.

¿Influye la colocación del feto en la finalización de la gestación?

La presentación del feto en el interior del útero es un dato que por sí mismo puede hacer que la gestación termine en una cesárea, y no en un parto vía vaginal. La inmensa mayoría se coloca con la cabeza en la zona más inferior del útero materno, lo que en principio permite un parto normal. Un porcentaje pequeño se coloca con la cabeza arriba y el «culete» hacia abajo, lo que se denomina presentación de nalgas. Se ha demostrado el efecto beneficioso de la cesárea para finalizar este tipo de embarazos, pues tienen mayor riesgo de complicaciones.

En el supuesto de que el bebé se localice de manera transversal en el útero, también se realizará una cesárea, pues hay un riesgo elevado de complicaciones durante el parto. Por estos motivos es muy importante conocer la disposición del feto en relación al plano de entrada en la pelvis materna.

¿Cuáles son las fases de un parto normal?

Las fases de un parto normal son tres: dilatación, expulsivo y alumbramiento. Cada una tiene una duración variable, según cada mujer, y sobre todo, del número y tipo de partos que haya tenido previamente.

● Fase de dilatación:

Es la primera y se define como el período que transcurre desde el inicio de las contracciones uterinas hasta llegar a la dilatación completa, es decir, 10 cm. En las primíparas esta fase es más larga, hasta llegar a durar entre ocho y doce horas, mientras que en las que ya han tenido partos vía vaginal se acorta, y en este caso puede durar entre cuatro y seis horas.

● Fase de expulsivo:

Éste es, sin duda, el momento más esperado de los últimos meses, pues comprende desde que el cuello del útero ha alcanzado la dilatación completa hasta la expulsión del niño. Su duración está influenciada por los antecedentes obstétricos, pues es más corto para la mujer que ya ha tenido un parto. Es la fase más crítica para el bebé, durante la cual se deben extremar los controles de forma rigurosa para minimizar posibles complicaciones. En esta fase las contracciones aumentan en intensidad, frecuencia y duración.

Durante el expulsivo el bebé va descendiendo a través del canal del parto, lugar estrecho donde es sometido a presiones importantes cuyo objetivo es expulsar al feto en el menor tiempo posible. Es éste el momento en que la madre debe empujar, haciendo fuerza con los músculos del abdomen, e intentando controlar a su vez la respiración.

● Fase de alumbramiento:

Comprende desde el final del período de expulsivo hasta la expulsión de la placenta y las membranas que rodean al feto. Aunque es el período más corto, se pueden producir graves complicaciones maternas, siendo la hemorragia la más frecuente.

¿Es siempre necesaria la realización de una episiotomía?

Se denomina episiotomía la incisión que se realiza en la vagina cuando la mujer está en el final de la fase de expulsivo. Se trata de un corte de varios centímetros, que abarca la mucosa de la vagina, el músculo del periné y la piel. Con esta incisión se intenta evitar un desgarro mayor y descontrolado en el periné de la mujer. Los puntos tardan en cicatrizar, aproximadamente, dos semanas.

¿Cuáles son los cuidados de la episiotomía?

La clave fundamental para reducir los problemas en la herida de la episiotomía es una correcta higiene. Se deben cambiar las compresas frecuentemente para evitar la humedad que impide la buena cicatrización.

Es preferible que las compresas sean de celulosa, y no las recubiertas por material plastificado. Los lavados deben realizarse cada vez que la mujer orine o haga deposición, pero siempre manteniendo la zona lo más seca posible. No es necesario emplear ningún tipo de gel o jabón especial; el de pH neutro es válido.

¿Es beneficioso realizar los cursos de preparación al parto?

Por supuesto, toda mujer embarazada debería acudir a este tipo de cursos, pues es muy importante para conocer el proceso natural del parto y las transformaciones que puede sufrir. La relajación es un aspecto muy importante que permite conocer los mecanismos de autocontrol cuando aparecen las contracciones. Además, al encontrarse con otras mujeres en el mismo estado, se pueden compartir experiencias. Los programas suelen incluir ejercicios de fortalecimiento de los músculos de la pelvis y los movimientos que se realizan en momento del parto. Estas actividades se compaginan con el aprendizaje de un método de respiración.

¿Cómo se comprueba el bienestar del feto durante el parto?

El parto constituye una situación de gran estrés, tanto para el feto como para la madre. Es sencillo controlar el estado materno en todo momento, pero para conocer el bienestar del bebé debemos basarnos en datos indirectos. Una de las técnicas que se utilizan para averiguar el bienestar fetal es el registro de la frecuencia cardíaca, que ya se ha utilizado en las últimas semanas del embarazo y que es capaz de recoger la frecuencia cardíaca fetal y la intensidad y frecuencia de las contracciones. Cuando la bolsa de aguas está íntegra, se colocan dos dispositivos alrededor del abdomen de la mujer; cuando en el parto la bolsa amniótica se ha roto, se puede recoger la señal del bebé a través de un electrodo colocado en la cabeza. Es muy importante valorar la frecuencia cardíaca del feto, que debe situarse entre 120 y 160 latidos por minuto, y la relación entre la frecuencia cardíaca y las contracciones uterinas, así como la variabilidad entre latido y latido del futuro bebé.

Otro método indirecto para conocer el estado fetal es la pulsioximetría, técnica reciente que intenta conocer el grado de oxigenación del bebé durante el parto. Para ello se utiliza un transductor que contacta directamente con la mejilla del bebé, a través del cual se percibe una señal. Existen otros métodos más agresivos, pero que permiten conocer con mayor exactitud lo que sucede en el parto, como la toma de una pequeña cantidad de sangre de la piel de la cabeza del bebé. Se trata de un análisis especial que sirve para confirmar el diagnóstico del registro cardiográfico. Se utiliza cuando la dilatación cervical lo permita.

En la actualidad, se realizan numerosas investigaciones para intentar conocer qué tipo de estrés sufre un bebé en el momento del parto, pues, conociendo el bienestar del feto, se podrá decidir con más exactitud la realización de las cesáreas.

¿Qué fármacos se utilizan para desencadenar contracciones uterinas?

En ocasiones, el embarazo debe finalizar de manera más o menos rápida sin poder esperar al parto espontáneo. En estas circunstancias el obstetra utilizará fármacos para inducir el parto, es decir, para provocar las contracciones. Los fármacos adecuados son prostaglandinas y oxitocina.

Las prostaglandinas se colocan en el cuello uterino en forma de gel o de cintilla a modo de tampón vaginal. Son capaces de iniciar las contracciones y modificar la consistencia y posición del cuello del útero e inducir el parto.

La oxitocina es la hormona encargada de generar las contracciones durante el parto. Ha sido sintetizada artificialmente y se administra en un gran número de partos para unificar las contracciones y tener un control más preciso de la dinámica uterina. Se administra por vía intravenosa.

¿Por qué son tan importantes las exploraciones a lo largo del parto?

Estas exploraciones son importantes puesto que con ellas se conoce la dilatación cervical y la colocación de la cabeza del feto en relación con la pelvis. Para averiguar la dilatación del cuello del útero se introducen los dedos índice y corazón en la vagina y se delimita el cuello, que cuando se dilata 10 cm indica que se ha llegado al final de la dilatación. Con esta misma exploración se valora la colocación del feto en relación con los huesos de la pelvis, que paulatinamente debe permitir explorar un mayor trayecto del hueso del pubis, según avanza el parto. Es muy importante que la mujer esté relajada.

¿Por qué se produce tanto dolor durante el parto?

El dolor se produce por las contracciones uterinas, la dilatación del cuello del útero y la presión y distensión que tiene lugar en el periné. Al inicio del parto el dolor se localiza en la zona lumbar y en la región más baja del abdomen. Posteriormente se acentúa y se refleja por todo el abdomen y las regiones sacra y lumbar. Al final del parto, en la fase del expulsivo, la mujer siente una presión en el periné, por la localización de la cabeza fetal sobre el recto, la vejiga y todos los músculos que se encuentran en la pelvis.

¿Qué tipos de analgesia y anestesia existen?

El dolor que se produce en un parto puede ser el mayor que experimente la mujer si no se utiliza un método analgésico para evitarlo. Los métodos empleados varían, desde técnicas de relajación y control psicofísico de la situación hasta la utilización de grandes anestésicos o de anestésicos locales. La anestesia más conocida es la analgesia epidural. Habitualmente las mujeres reciben información detallada sobre la misma al final del embarazo.

La analgesia epidural lumbar se ha proclamado como el mejor método de analgesia para el parto porque permite analgesiar sin disminuir las contracciones uterinas. La mujer está consciente en todo momento, y puede participar en el nacimiento; además, permite al obstetra realizar un parto instrumental e, incluso, concluir con una cesárea. Su efecto se prolonga las primeras horas del puerperio y no produce ningún efecto sobre el recién nacido.

¿Existen contraindicaciones para la anestesia epidural?

Las contraindicaciones más frecuentes son las siguientes:
• Infección cutánea sobre la zona de punción.
• Alteraciones en la coagulación.
• Problemas en el sistema nervioso central.
• Fiebre o infección generalizada.
• Necesidad de extracción fetal urgente.
• Alergia a los fármacos empleados.

Otros factores contraindican la analgesia epidural, pero sólo de forma relativa, por lo que la decisión deberá ser tomada por el anestesista. La mujer, a causa de las complicaciones, tiene que dar su consentimiento.

¿Cuáles son las complicaciones de la anestesia epidural?

La más frecuente es la bajada de tensión materna, lo cual aparece en una de cada tres mujeres. Por este motivo, se aplica sueroterapia antes de su administración. En un 10% de las mujeres, la anestesia epidural no produce total bloqueo del dolor. La zona en la que el anestesista tiene que colocar el catéter es muy reducida, por lo que a veces se produce una punción errónea, lo que se traduce en una cefalea intensa postparto. Esta adversidad se produce tan sólo en un 0,5%. Una de las complicaciones más serias es el desarrollo de un hematoma en la zona de punción, que puede requerir intervención quirúrgica para evitar la compresión de las raíces nerviosas a ese nivel. En caso de que se forme un absceso, las consecuencias pueden ser muy graves.

¿Por qué hay que utilizar instrumentos para extraer en ciertas ocasiones a los bebés?

Existen situaciones que requieren una acción intervencionista para salvar la vida del bebé o de la madre. Esto se debe, generalmente, a una situación de estrés por parte del feto, que no logra terminar el parto. Otras veces, es el agotamiento de la madre.

Los instrumentos que se emplean para esta extracción son tres:

- El fórceps.
- La ventosa.
- Las espátulas.

Será el obstetra quien decida qué instrumento emplear. La imagen de los partos instrumentales no ha sido buena a lo largo de los años, pero las mujeres deben saber que, en determinadas ocasiones, si no se llevan a cabo es posible que el bebé sufra graves problemas en el futuro. La cesárea no deja de ser una intervención quirúrgica, y no siempre garantiza la ausencia de complicaciones maternas y fetales.

RECUERDE

- El parto es una experiencia única en la vida de una mujer, la cual debe prepararse a lo largo del embarazo para conocer los fenómenos que ocurren en sus tres fases.
- La mujer debe acudir al hospital cuando presente contracciones intensas, cada cinco minutos y de manera regular, siempre que rompa la bolsa de líquido amniótico o presente sangrado vaginal mayor que una regla.
- La analgesia epidural es el método más adecuado de anestesia durante el parto, pero no está exenta de complicaciones, y en ocasiones está contraindicada por motivos maternos o fetales.
- La episiotomía es una incisión en el periné en el último momento de la fase expulsiva. Lo más importante en su cuidado los días posteriores es mantener la zona siempre seca.
- Los partos instrumentales son necesarios en ocasiones para extraer con rapidez al feto, pues de lo contrario podría sufrir graves problemas posteriores.

SABÍA USTED QUE...

- El fórceps fue inventado en el siglo XVII. Al parecer fue el doctor Chamberlain en Gran Bretaña el que ideó el primero. Mantuvo en secreto su artilugio para lo cual lo transportaba en una caja enorme; incluso la propia embarazada no lograba verlo, pues la tapaba con una sábana mientras él lo aplicaba; con esto evitaba proporcionar datos e incluso ocultaba su tamaño.

LA CESÁREA

La cesárea es la intervención quirúrgica que permite la extracción del feto y la placenta a través de una incisión en el abdomen, para acceder al útero que también será abierto.

Es, sin duda, la operación más antigua dentro del mundo de la obstetricia; ya desde antes de nuestra era, se realizaba un corte en el abdomen de la embarazada moribunda como último recurso para salvar al bebé.

Sin embargo, tuvieron que transcurrir muchos siglos hasta que se publicó el primer caso en el que se consiguió salvar a la madre y al feto tras practicar una cesárea; fue en 1794 en Estados Unidos. Hoy día se puede afirmar que la cesárea es una intervención bastante segura.

¿Cuál es la frecuencia de las cesáreas en nuestros hospitales?

En España, la incidencia de cesáreas ha ido en aumento en los últimos años como una tendencia conjunta del resto de los países desarrollados. Según un estudio del Dr. Monleón en 1995, la tasa de cesáreas en nuestro país fue del 16%, oscilando, según los centros, entre el 10 y 25%. En Estados Unidos, uno de cada cuatro recién nacidos lo hace mediante cesárea, lo que significa que cada año un millón de mujeres estadounidenses son sometidas a cesárea.

A una mujer que ha sufrido anteriormente una cesárea, ¿se le puede practicar otra?

Aunque a una mujer se le haya practicado una cesárea, ello no quiere decir que todos sus partos acaben de la misma manera. Actualmente se indica una cesárea en este tipo de pacientes cuando cumple alguno de los siguientes aspectos:

- Que exista el motivo por el cual se le practicó la anterior.
- Que haya sufrido dos o más cesáreas.
- Que la cicatriz de la cesárea haya sido en el cuerpo uterino.
- Que el feto no se sitúe con la cabeza en la pelvis.
- Si existen otras circunstancias que sugieran un riesgo adicional.

¿Cuáles son los motivos que recomiendan una cesárea?

Existen dos grandes tipos de cesáreas: las que se realizan de forma programada, es decir, antes de que la mujer se ponga de parto cuando existe un motivo que impide el parto vía vaginal, y las que se deciden en el transcurso del parto.

Ejemplos de las cesáreas electivas o programadas son los embarazos múltiples, los gemelos con una única placenta, en posiciones discordantes, cuando la placenta se encuentra colocada por delante de la presentación del bebé...

Los motivos que pueden decidir una cesárea en el transcurso del parto son muchos y variados. Algunas de estas razones provocan la necesidad de actuar rápidamente, como en el caso de un sufrimiento fetal agudo; otras causas pueden decidir la cesárea de manera menos urgente, como cuando existe una desproporción entre la pelvis y las dimensiones de la cabeza fetal.

¿Qué tipo de anestesia se utiliza en una cesárea?

El tipo de anestesia lo decidirá el anestesista. Puede ser loco-regional, mediante la cual la paciente pierde la sensibilidad de las piernas y se mantiene consciente, lo que reduce el riesgo de problemas pulmonares derivados de la aspiración del contenido gástrico. Gracias a este tipo de anestesia, la mujer puede ver al bebé inmediatamente después de su extracción. Este tipo de anestesia se consigue mediante una punción en la espalda. En una cesárea realizada en el transcurso de un parto con anestesia epidural, bastará un refuerzo de la anestesia para permitir la intervención quirúrgica, sin que sea necesario, en la mayoría de las ocasiones, emplear otra técnica anestésica complementaria. También cabe la posibilidad de aplicar anestesia general a la gestante que se va a someter a una cesárea en los casos de extrema urgencia por ser la más rápida.

¿Existen complicaciones maternas en una cesárea?

La cesárea no deja de ser una intervención quirúrgica mayor con sus consiguientes riesgos. Las complicaciones suelen estar originadas por problemas anestésicos, hemorragia importante e infecciones. Debido a los avances anestésicos así como a la posibilidad de utilizar sangre en caso de hemorragia severa, o el empleo de antibióticos eficaces frente a infecciones adquiridas, estas complicaciones rara vez provocan la muerte. Sin embargo, la posibilidad de que surja algún problema es mayor que si lo comparamos con los que aparecen tras un parto normal. Existe la posibilidad de que se produzcan trombos en las piernas y la pelvis, con riesgo de tromboembolismo pulmonar. Por último, es obligatorio tomar la decisión valorando siempre los riesgos y beneficios para las dos partes implicadas.

¿Qué cuidados debe seguir la mujer después de la intervención?

Inmediatamente después de la cesárea se pasará a la madre a la unidad de reanimación para un control estricto de sus constantes, así como el control del sangrado vaginal y de la herida. La mujer debe permanecer con una sonda vesical al menos veinticuatro horas, para cuantificar el volumen de orina y el aspecto de la misma. No podrá ingerir ningún alimento hasta haber transcurrido un día. Es conveniente que inicie pequeños paseos tras las primeras veinticuatro horas, lo que va a proporcionarle una sensación de no enfermedad y mejor evolución del postoperatorio. La herida se curará diariamente mientras esté en el hospital, y luego efectuará la curación ella misma en su domicilio. Los puntos se pueden retirar a partir del sexto día. El alta hospitalaria suele darse a partir del tercer día en función del protocolo de cada hospital y de la evolución de cada paciente.

RECUERDE

- La cesárea es una intervención quirúrgica mayor que no está exenta de complicaciones graves para la madre.
- Existen cesáreas electivas o programadas, sin que la mujer llegue a ponerse de parto, y otras cesáreas en el transcurso del parto, las cuales pueden ser urgentes o no.
- Las complicaciones más frecuentes en una cesárea se deben a la anestesia, hemorragias e infecciones. Además, pueden formarse trombos en los vasos de las piernas y de la pelvis que provoquen un tromboembolismo pulmonar.
- La frecuencia de las cesáreas en nuestro país oscila entre el 10 y el 25%.
- Una mujer que haya sufrido una cesárea anterior no tiene por qué necesariamente terminar sus posteriores embarazos en otra.

SABÍA USTED QUE...

- En los primeros tiempos de la cesárea no se cosía el útero. El autor que lo promulga pensaba que la fuerte musculatura que poseía el útero era suficiente para cohibir la hemorragia que se originaba. El resultado de esta técnica quirúrgica empleada en el siglo XVI era una altísima mortalidad materna, debido a las infecciones constantes y a importantes hemorragias.

- En el siglo VII antes de J. C. se promulgó un decreto romano por el cual se permitía extraer el feto a las mujeres moribundas durante las últimas semanas de gestación albergando la esperanza de salvar al bebé. Del nombre de esa ley deriva probablemente el término cesárea, pues el decreto era conocido como *lex caesarea*. Otros piensan que deriva simplemente del verbo cortar, en latín *caedere*.

- Un médico francés, llamado Rousset, aseguraba que no era necesario realizar una cesárea con anestesia, pues el dolor de la parturienta era tal, que no iba a sentir la incisión en el abdomen y, mucho menos, en el útero. Para este médico la cesárea debía realizarse en las siguientes circunstancias: cuando los niños eran demasiado corpulentos, cuando se trataba de un embarazo gemelar, en caso de que el bebé hubiera muerto dentro del útero y cuando existía una «estrechez de las vías del parto».

- Un doctor llamado Harris, en el año 1879, afirmaba que las cesáreas tienen menos complicaciones si son practicadas por la propia mujer y cuando se emplea un asta de toro para realizar la incisión abdominal. Este médico afirmaba haber empleado esta técnica en nueve casos, de los cuales cinco fueron todo un éxito.

DESPUÉS DEL PARTO

A menudo se cree que todo termina con el parto; sin embargo, existe una etapa muy importante llamada puerperio, cuya alteración tiene consecuencias a veces enormes.

¿Qué es el puerperio?

Existen dos tipos de puerperio, el inmediato y el tardío. Se denomina puerperio inmediato a las dos horas después del parto. El puerperio tardío es el período comprendido entre las dos horas después del parto y los cuarenta días siguientes. Se suele diferenciar un período del puerperio que transcurre en el hospital, período variable según la evolución y tipo de parto, y el puerperio que transcurre en el domicilio. Lo más importante de éste es identificar las complicaciones que pudieran aparecer; también es conveniente educar a la madre en su relación con el hijo. La mujer, en su estancia en el hospital, debe recibir información acerca de los cambios que su cuerpo va a experimentar, así como conocer el

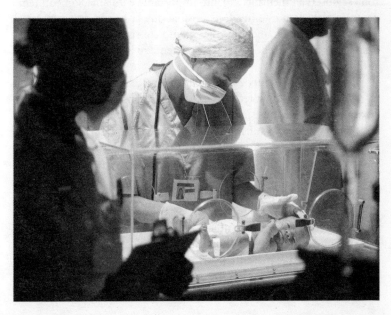

sangrado genital normal y la pérdida progresiva de peso. Existen cambios y manifestaciones muy concretas en las mamas.

¿Qué complicaciones pueden existir en el período puerperal?

Pueden aparecer complicaciones serias que, incluso, comprometan la vida de la mujer. La más importante es la hemorragia genital puerperal, generalmente, como consecuencia de falta de contracción uterina, la cual, en condiciones normales, impide la salida masiva de sangre tras la expulsión de la placenta. La frecuencia con la que se presentan estas hemorragias en las primeras veinticuatro horas es en torno al 1-2%, y es una de las principales causas de muerte materna, siendo responsable de aproximadamente el 30% de las mismas. Otro problema es la elevación de las cifras de tensión arterial, que puede, en ocasiones, provocar convulsiones.

La infección del útero tras el parto se denomina endometritis, y es la localización más frecuente de las infecciones postparto. Suele manifestarse entre el tercer y quinto día; aparece fiebre alta, dolor abdominal, y la sangre que se expulsa es abundante y maloliente. El tratamiento se basa en administrar antibióticos. Otras infecciones más superficiales son las que afectan a la episiotomía, que produce un dolor exagerado sobre la cicatriz y, a veces, se acompaña de fiebre. Cuando se explora la zona se observa un enrojecimiento importante e inflamación con temperatura elevada a este nivel. Es posible que la herida drene material purulento o serohemático. El tratamiento consiste en abrir la herida y desinfectar con antisépticos; posteriormente se iniciará un tratamiento antibiótico.

Si hubo cesárea, puede que lo que se infecte sea su cicatriz. Esta infección es relativamente frecuente, pues se observa en el 6% de los casos. La incidencia de esta infección aumenta si la mujer es obesa, diabética con insulina, si sufrió problemas de infección durante el parto... La clínica suele aparecer en el cuarto día postparto. Se observa dolor, enrojecimiento y, habitualmente, drena líquido purulento. El tratamiento es similar al de la episiotomía: abrir la herida, limpiarla y acompañarla de un tratamiento con antibióticos.

Otro problema es la formación de trombos en las piernas. Este fenómeno se debe a que la mujer se halla en una situación proclive a que su sangre forme en exceso coágulos dentro de los vasos, siendo más frecuente en las que presentan varices. El problema más importante es que estos trombos viajen por el torrente circulatorio, quedando alojados en territorios importantes y vitales, como pueden ser los pulmones, lo que se denomina tromboembolismo pulmonar, cuyas consecuencias pueden ser fatales.

Los problemas y transformaciones que se presentan en las mamas van a ser abordados en el capítulo de la lactancia.

Se ha dedicado, a su vez, un capítulo para las alteraciones psiquiátricas, pues es muy importante conocerlas y sospecharlas rápidamente para poder poner una solución satisfactoria y precoz.

¿Qué medidas se suelen adoptar en los momentos siguientes al parto?

Durante la primera hora después del parto se debe controlar cada quince minutos la tensión arterial y la frecuencia cardíaca. Así mismo, se debe valorar periódicamente la cantidad de sangre que sale por la vagina, y explorar el útero para cerciorarse que está bien contraído. Si se palpa algo blando, es conveniente aplicar sobre él suaves masajes para estimular la contracción uterina.

¿Es posible que estén las mujeres acompañadas inmediatamente tras el parto?

Sí, y no sólo es posible sino que es muy recomendable, pues de aparecer alguna complicación el acompañante puede avisar al personal médico inmediatamente. Por otro lado, la unión de la pareja en esos momentos tan especiales es muy importante para establecer lazos con su nuevo hijo.

¿Cuándo puede caminar la mujer tras el parto?

Es aconsejable que se levante pronto. Lógicamente ha de transcurrir un número prudencial de horas desde el parto para que la mujer esté descansada. Caminar poco después del parto tiene numerosas ventajas, pues evita problemas de retención de orina y previene problemas tromboembólicos. En cualquier caso, la primera vez que se levante, deberá hacerlo acompañada, pues pueden producirse mareos o síncopes.

¿Cuánto tiempo transcurre desde el parto hasta que la mujer pueda «hacer pis» con normalidad?

Es posible que, debido a los traumatismos que se suceden a lo largo del parto, la vejiga tenga problemas para su normal funcionamiento. Sin embargo, la mujer debe ser capaz de «hacer pis» por sí sola en las seis u ocho horas posteriores. Si no es así se efectuará el sondaje de la vejiga. La anestesia epidural puede retrasar la micción.

¿Cuánto tiempo transcurre normalmente hasta que la mujer puede realizar deposiciones después del parto?

En muchos hospitales se siguen administrando enemas antes del parto. Es lógico que si horas antes la mujer ha vaciado su intestino, tarde un período variable en realizar su deposición. La alimentación variada, la ingesta abundante de líquidos, así como caminar de manera precoz tras el parto, ayudan a iniciar el control de las deposiciones correctamente.

¿Por qué duele «la tripa» los días siguientes al parto?

Los «entuertos» son dolores semejantes a las contracciones del parto. Gracias a ellos el útero se contrae e impide la pérdida de una cantidad importante de sangre, pues cierra las arterias que se encuentran en la pared uterina. Los dolores aparecen durante los dos o tres primeros días y son menos fuertes que las contracciones del parto porque no hay dilatación del cuello del útero ni existe distensión de la pelvis. Son más frecuentes en las mujeres que ya han tenido más partos que en las primerizas; además, se incrementan si la madre da lactancia natural, pues la secreción de la oxitocina es provocada por la succión del pezón por el recién nacido.

¿Cómo se debe cuidar la vulva inmediatamente después del parto?

Es obligación del personal sanitario explicar cómo se debe limpiar la zona del periné. La vulva debe mantenerse lo más seca posible y lavarse con agua y jabón desde delante hacia atrás (desde la vulva hacia el ano). Durante las primeras horas después del parto se puede colocar hielo, protegiendo la piel con paños, para reducir la inflamación y las molestias propias de la cicatriz. Los días posteriores se puede utilizar calor húmedo, con baños de asiento tibios, con el fin evitar el malestar de la zona.

¿Es conveniente emplear una faja para la restablecer la musculatura del abdomen?

No está demostrado que la faja abdominal sirva para restablecer la figura. En caso de que el abdomen esté extremadamente flácido puede emplearse una faja común, aunque la mujer debe saber que la única forma de restablecer la musculatura es el ejercicio regular. El momento para iniciarlo lo debe decidir la paciente cuando se encuentre totalmente restablecida. Es recomendable la utilización de un sujetador adecuado, pues las mamas aumentan su tamaño considerablemente, y el peso puede añadirse a las molestias típicas del inicio de la lactancia.

¿Cuándo se produce el alta hospitalaria de la mujer que ha tenido un parto normal?

Se puede ir a su domicilio a las 48 horas. En los casos de partos por cesárea, sin complicaciones añadidas, puede abandonar el hospital a los tres o cuatro días.

¿Qué cambios se producen a lo largo del puerperio?

Son muchos y variados. Comenzaremos por describir las transformaciones de los genitales:

• Útero: después de nacer el bebé, el útero pesa cerca de un kilo y ocupa el abdomen hasta el ombligo; al final de la primera semana del puerperio, el peso se reduce a la mitad y se palpa por encima del pubis. Al terminar el puerperio, unas seis semanas, ha alcanzado su tamaño inicial, pesando alrededor de 100 g.

• Vagina: después del parto la vagina es lisa y muy laxa; poco a poco volverá al tamaño normal, lo que consigue al cabo de tres semanas. Sin embargo, su aspecto se diferenciará del que tenía antes del embarazo.

• Aparato urinario: la vejiga es insensible a la presión de llenado en los primeros momentos tras el parto, debido al traumatismo. Por este motivo, con frecuencia, se observan retenciones urinarias durante el primer día después del parto, y puede no existir un vaciamiento completo después de la micción. En cuanto a los riñones, siguen filtrando grandes cantidades de sangre, lo que se traduce en un mayor volumen de orina, sobre todo los cuatro o cinco primeros días postparto.

• Aparato digestivo: la función gastrointestinal se normaliza en las dos primeras semanas tras el parto. El problema más frecuente es el del estreñimiento pues se asocian varios factores, desde los enemas previos al parto hasta el dolor producido por las hemorroides y la episiotomía.

• Aparato respiratorio: los cambios a este nivel se producen de manera rápida después del parto. En las primeras semanas del puerperio se observa que la mujer respira con mayor frecuencia mientras está en reposo, y que tolera peor la actividad física desde un punto de vista respiratorio.

- Cambios en las mamas: la «subida de la leche» se suele producir entre el tercero y el cuarto día después del parto, lo que a veces provoca un aumento de la temperatura corporal, que cesa en unas horas. La primera leche se denomina calostro y al cabo de cinco días se constituye en leche materna.

¿Cuándo puede la mujer iniciar relaciones sexuales con penetración?

No se puede establecer una fecha determinada. Por lo general, la reanudación muy temprana de la vida sexual con penetración resulta desagradable y molesta para la mujer, puesto que la cicatrización de la episiotomía es lenta y el útero puede ser doloroso en esos momentos. Las hemorragias y las infecciones vaginales son menos probables a los 14-21 días postparto, y si se inician las relaciones en esos momentos lo lógico es que estén basadas en el deseo y bienestar de la paciente; el sentido común debe ser la norma de toda pareja. El 35% de las mujeres reinicia su vida sexual con coito entre la sexta semana postparto y los tres meses; de ellas, el 40% reconoció molestias durante el acto sexual.

Tras el alta hospitalaria, ¿qué puede experimentar la paciente durante el resto del puerperio?

La mujer debe recibir una información que le permita reconocer algún síntoma o signo que no se ajuste a la normalidad del puerperio. Deberá acudir a su médico si presenta alguna de las siguientes circunstancias:

- Fiebre (temperatura > 38 °C).
- Dolor excesivo con enrojecimiento y calor, localizado en las mamas.
- Sangrado vaginal excesivo.
- Sangrado vaginal muy maloliente.
- Dolor e inflamación excesiva en la cicatriz de la episiotomía.
- Problemas al respirar.
- Molestias o escozor al orinar.
- Dolor en las piernas, con calor y enrojecimiento local.

La mayoría de las mujeres tras el parto refieren alguna dolencia de índole variada que, en un principio, no requiere visitar al médico, pues se suele resolver en pocos días. Estas molestias suelen ser cansancio, problemas con las mamas, dolor de espalda, estreñimiento, dolor de cabeza o problemas con los puntos y con las hemorroides.

RECUERDE

- Tras el parto la vulva debe mantenerse lo más seca posible y lavarse con agua y jabón desde delante hacia atrás. Las compresas deben cambiarse con regularidad para evitar humedad permanente en la zona.

- Después de nacer el bebé, el útero pesa cerca de un kilo y ocupa el abdomen hasta el ombligo; al final de la primera semana del puerperio, el peso se reduce a la mitad y se palpa por encima del pubis. Al terminar el puerperio, unas seis semanas, ha alcanzado su tamaño inicial, con un peso de alrededor de 100 g.

- Dentro de las complicaciones que pueden acontecer durante el puerperio se encuentra la hemorragia genital, con una frecuencia en torno al 1-2% de todos lo partos. Esta complicación puede llegar a comprometer la vida de la mujer.

- La vejiga está algo insensible a la presión del llenado en los primeros momentos tras el parto, debido al traumatismo. Con frecuencia se observan retenciones urinarias durante el primer día, y puede no existir un vaciamiento completo después de la micción.

- Es muy aconsejable que la mujer se levante pronto después del parto. Lógicamente ha de transcurrir un número prudencial de horas para que descanse tras el esfuerzo. Caminar poco después tiene numerosas ventajas, pues evita la retención de orina y previene problemas tromboembólicos.

SABÍA USTED QUE...

- Las mujeres que fuman tienen mayor riesgo de que se les abra la herida de la episiotomía tras el parto. Lo mismo sucede si la mujer sufre problemas en la coagulación o tiene una infección genital producida por un germen llamado papilomavirus humano.
- El sangrado vaginal durante el puerperio puede alcanzar los 500 g y suele ocurrir en la primera semana, con un color rojo más vivo durante los dos o tres primeros días; posteriormente, el color se torna más rosado. El manchado cede al cabo de cinco semanas.
- La mujer pierde después del parto una media de 5 kg y, aproximadamente unos 4 kg durante el período puerperal. La pérdida de peso inmediatamente después del parto se debe al peso del bebé, la placenta y el líquido amniótico. Durante el puerperio, esta pérdida se debe, fundamentalmente, a la eliminación de líquido.
- Las mujeres que han engordado más de nueve kilos en el embarazo no van a conseguir tan fácilmente volver a su peso previo. Al cabo de un mes y medio, la mayoría se aproxima a su peso anterior, pero se cree que todas ganan algo más de 1,5 kg tras la gestación y el parto. Los factores que influyen en la pérdida rápida de peso en el puerperio son: el hecho de ser el primer embarazo, la incorporación rápida al mundo laboral y el hábito de fumar.
- Si la mujer mantiene la lactancia durante mucho tiempo puede sentir la vagina con excesiva sequedad, lo que va a producirle molestias durante el coito. Esto es debido a que la lactancia disminuye la cantidad de los estrógenos que se encargan, entre otras muchas funciones, de mantener una lubricación adecuada. Es importante conocer este aspecto y utilizar lubricantes en las relaciones sexuales con penetración.

ALTERACIONES PSIQUIÁTRICAS EN EL PUERPERIO

Tener un hijo es uno de los aspectos más trascendentes en la vida de una mujer; provoca cambios en la rutina de la pareja y aparecen nuevos quehaceres. El deseo de la maternidad es muy importante en el desarrollo psicológico posterior del embarazo, parto y primeras etapas de la relación madre-hijo. Bydlowski, de la escuela psicoanalista, establece unos cambios psicológicos en la mujer embarazada según las semanas de gestación. En el primer trimestre la mujer sufre trastornos del comportamiento, tales como responder de forma desmesurada ante situaciones corrientes, y le cuesta encontrar la armonía con el entorno que la rodea. En el segundo trimestre, la mujer, al percibir los movimientos fetales, se enfrenta a la realidad del embarazo, y remite la angustia de los primeros meses. Cerca del parto se angustia nuevamente por la separación de los dos cuerpos; existe en ella el sentimiento de futura mutilación. Además, se hace presente el miedo al dolor, a encontrarse con un hijo malformado o a cualquier imprevisto.

¿Son frecuentes las alteraciones psiquiátricas durante y después del parto?

Este tipo de dolencias se observa entre un 20 y un 40% de las embarazadas, con diferentes grados de intensidad. Generalmente son más evidentes después del parto, porque a menudo se excusa el que una mujer tenga alteraciones del comportamiento durante el embarazo.

Una mujer diagnosticada de un trastorno psiquiátrico, ¿mejora o empeora con el embarazo?

Por norma general, las enfermedades psiquiátricas no suelen remitir durante el embarazo. Los trastornos de pánico (angustia, claustrofobia) tienden a la mejoría y al empeoramiento en un mismo porcentaje. No se han observado variaciones en la frecuencia de depresiones. Las pacientes diagnosticadas de trastorno obsesivo-compulsivo suelen tener recaídas. Las que abandonaron su tratamiento psiquiátrico antes del embarazo suelen recaer durante la gestación o en el puerperio.

¿Por qué es tan importante diagnosticar y tratar precozmente las alteraciones psiquiátricas en relación con el embarazo?

Las alteraciones psiquiátricas en relación con el embarazo son muy frecuentes y pueden constituir un problema de salud pública. Es importante investigar estas enfermedades pues, socialmente, las patologías psiquiátricas están mal consideradas y la mujer intenta encubrir los síntomas y disimular el problema. Ciertos especialistas y profanos en la materia suelen restar importancia a comportamientos anormales en estas mujeres, y lo achacan a los cambios propios de la maternidad. Lo más inquietante es que no somos capaces de identificar a aquellas que pueden desarrollar un problema psiquiátrico, por lo que esta alternativa debe tenerse en cuenta como respuesta a determinadas alteraciones.

¿Cuáles son las dolencias psiquiátricas más frecuentes después de un embarazo?

Las alteraciones psiquiátricas más frecuentes del postparto son las siguientes:

- Tristeza puerperal.
- Depresión postparto o puerperal.
- Psicosis postparto o puerperal.

¿En qué consiste la tristeza puerperal o postparto?

También recibe el nombre de melancolía puerperal, tristeza de maternidad o del bebé. Es la depresión leve y transitoria que se produce a los pocos días del parto. No es considerada como una enfermedad si no va acompañada de otras alteraciones psiquiátricas. Es una situación muy frecuente. Se cree que entre el 50 y el 70% de las mujeres sufren esta dolencia tras un parto. La causa es desconocida. No influye el número de partos anteriores ni si el parto fue normal o existieron complicaciones; tampoco la clase social ni la personalidad. No se ha demostrado que exista relación con el descenso brusco de determinadas hormonas. Al parecer, el antecedente de otra melancolía puerperal puede ser un desencadenante.

Esta situación se produce más frecuentemente en las mujeres que sufren estrés social, como ocurre con las madres solteras. Se sufre labilidad emocional, es decir, llanto sin motivo que oscila entre períodos de euforia e irritabilidad. Esta situación suele desaparecer, a lo sumo, al cabo de dos semanas después del parto.

¿Cuál es el tratamiento de la melancolía puerperal o postparto?

Lo primero que se debe hacer es tranquilizar a la mujer y darle apoyo y compresión. El tratamiento con fármacos no suele ser necesario; tan sólo se debe realizar un seguimiento para descartar que el proceso no desemboque en otras enfermedades psiquiátricas más graves. La paciente debe encontrar el máximo apoyo y seguridad en su pareja, punto esencial en esta situación.

Se cree que el 20% de las mujeres que sufren tristeza postparto pueden llegar a desarrollar durante el primer año un cuadro de depresión mayor.

¿Qué es la depresión postparto?

Se estima que entre el 10 y el 15% de las primerizas sufren un cuadro de depresión puerperal. Comienza de forma paulatina y llega a expresarse con claridad entre el segundo y el noveno mes después del parto. La mayoría de estas pacientes no ha sufrido nunca una depresión. Suele durar unos seis meses. La mujer que ya ha padecido un episodio de depresión postparto en otro embarazo, tiene un riesgo del 50% de presentar otro en los siguientes. La mujer sufre un cansancio extremo que no tiene repercusión analítica, apatía importante y cambios bruscos de humor. Se siente, a menudo, incapaz de cuidar al bebé. Progresivamente pierde el interés por aquello que la rodea, presenta alteraciones alimentarias y comienza a tener sentimientos de culpa que, gradualmente, se traducen en pensamientos de muerte. El problema fundamental de esta patología es que si no se diagnostica y se trata a tiempo, la mujer puede sumergirse en un cuadro de depresión crónica que dure varios años y que, a veces, conduce al suicidio. El tratamiento se puede realizar con o sin fármacos. Si se ha diagnosticado a tiempo, la respuesta a los fármacos es mejor en este tipo de depresión que en la no relacionada con el puerperio. El apoyo psicológico es primordial. Las mujeres en tratamiento con antidepresivos deberán abandonar en su inmensa mayoría la lactancia materna, pues los fármacos más utilizados se eliminan también por la leche. En el caso de que se precise ingreso psiquiátrico, el bebé deberá acompañarla, pues esto influirá en su recuperación.

¿Influye la depresión puerperal en el desarrollo normal del recién nacido?

Los hijos de madres con depresión puerperal consiguen un desarrollo intelectual menor que los hijos de madres sanas. Esta alteración ya se hace patente a los 18 meses y se sigue observando a los cinco años. Se cree que este trastorno es originado por el deterioro de la relación entre madre e hijo.

¿Qué es la psicosis puerperal?

La frecuencia de esta enfermedad en primíparas es de 0,1%. Suele iniciarse entre tres y catorce días después del parto. El 70% de las mujeres que sufren esta patología son primíparas de alrededor de 25 años. Presenta confusión aguda, insomnio, fuerte alteración de la personalidad y delirios, acompañados de alucinaciones. En el 4% de estos casos la enferma comete infanticidio.

Esta psicosis suele responder al tratamiento farmacológico, que debe instaurarse de inmediato, pues se trata de una urgencia psiquiátrica. Por lo general, el cuadro se resuelve en tres o cuatro meses, aunque las recaídas se presentan en un 30% de los casos. Estos resultados mejoran si se acompañan de psicoterapia. En caso de un nuevo embarazo, el riesgo de un nuevo episodio de psicosis puerperal es muy elevado, prácticamente del 75%. Todavía se desconoce la repercusión que esta enfermedad psiquiátrica tiene sobre los hijos de estas mujeres.

RECUERDE

- La melancolía o tristeza puerperal es una situación que padecen entre el 50 y el 70% de las mujeres que tienen un hijo y suele iniciarse al cabo de varios días después del parto.
- La mujer que ya ha padecido un episodio de depresión postparto en otro embarazo tiene un 50% de probabilidades de presentar otro en los siguientes partos.
- El problema fundamental de la depresión puerperal es que si no se diagnostica y se trata a tiempo, la mujer puede sumergirse en un cuadro de depresión crónica que, a veces, conduce al suicidio.
- Los hijos cuyas madres sufrieron una depresión puerperal demuestran una alteración en el desarrollo intelectual que se manifiesta desde los 18 meses.
- Al contrario de lo que sucede en la depresión puerperal, cuando existe un cuadro de psicosis postparto, se debe alejar a los recién nacidos de la madre, pues en un 4% de los casos cometen infanticidio.

LACTANCIA NATURAL

La lactancia es un proceso fisiológico natural. El cuerpo de la mujer, a lo largo de las cuarenta semanas que dura la gestación, se ha ido preparando para este acontecimiento. Las hormonas responsables de producir leche son la prolactina y la oxitocina. La prolactina se encarga de la secreción láctea, mientras que la oxitocina permite que la leche almacenada en las mamas pueda salir por el pezón, pues «exprime» los conductos de la mama.

¿Cuánto tiempo transcurre entre el parto y la salida de la leche?

Desde que la mujer alumbra hasta que sale leche por los pezones suelen transcurrir entre dos y cuatro días. Para ello se requiere que la prolactina se encuentre elevada y que los estrógenos estén descendidos, lo cual ocurre normalmente tras el parto. La succión es un mecanismo crucial para iniciar y mantener la producción de la leche. A través de ella, la oxitocina se libera y provoca el vaciamiento de los conductos que contienen la leche en la mama.

¿Cuáles son las ventajas de la lactancia materna?

No existe alimento de mejores características para el bebé que la leche de su madre. Ninguna leche artificial, por muy completa que sea, consigue alcanzar los exclusivos componentes de la leche materna. Ésta no sólo es el mejor alimento del recién nacido, sino que lo es también cuando se incorporan otros alimentos, lo que suele ocurrir en el sexto mes.

Según el Dr. Cararach, las ventajas de este tipo de alimentación son dobles, es decir, es beneficiosa para la madre y para el hijo. La leche es la fuente de todos los principios inmediatos y de la energía que precisa el bebé en su desarrollo. Además, posee agentes que constituyen un defensa frete a enfermedades infecciosas.

Por otro lado, la lactancia natural promueve que se establezcan unos estrechos lazos entre la madre y el hijo, pues comparten momentos que ninguna otra persona de la familia puede experimentar.

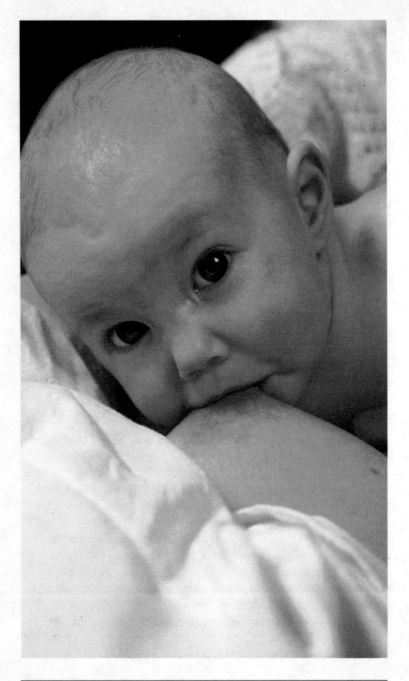

La lactancia provoca en la mujer fenómenos fisiológicos, como la falta de menstruación, lo que induce la falsa creencia de que no puede quedar embarazada mientras mantiene la lactancia natural.

Para resumir todos los aspectos beneficiosos de la lactancia materna expondremos una tabla descrita por el Dr. Cararach y colaboradores.

TABLA I
VENTAJAS DE LA LACTANCIA NATURAL
PARA EL LACTANTE Y LA MADRE

Lactante	Madre
Alimentación diseñada exclusivamente para el bebé	Facilita la recuperación de la mujer tras el embarazo
Nutricionalmente superior a cualquier alternativa	Disminuye la hemorragia postparto
Siempre se encuentra fresca	Aumenta la autoestima de la mujer como madre
Proporciona inmunidad frente a enfermedades bacterianas y víricas	Permite períodos de descanso a lo largo del día
Estimula el desarrollo de las defensas inmunológicas del lactante	Elimina la necesidad de mezclar, preparar, usar y lavar el material de lactancia artificial
Disminuye el riesgo de enfermedades respiratorias y de diarrea	Ahorra el dinero no utilizado en la adquisición de la leche artificial y en biberones
Previene o reduce el riesgo de alergias	Proporciona una unión psicológica entre ambos
Promueve un correcto desarrollo de los dientes	
Disminuye la tendencia a la obesidad	
Promueve un frecuente y cariñoso contacto físico con la madre	
Promueve la relación madre-hijo	

¿Cuáles son los componentes de la leche materna?

Ninguna leche artificial ha podido reproducir los componentes de la leche materna. Lo característico de esta leche es que varía su composición según cada mujer e, incluso, en las diferentes tomas.

El calostro es la primera leche que produce la madre. Esta leche tiene un alto contenido en proteínas y sales minerales, con poca concentración de lactosa y grasa; en ella se encuentran inmunoglobulinas y otras sustancias que actúan contra los microorganismos.

Entre el cuarto y el vigésimo día posterior al parto, se produce la leche de transición, con mayor contenido en grasas y menos proteínas que el calostro. Después de ese tiempo, la leche de la madre se denomina leche definitiva, con más grasa y menos proteínas.

Si comparamos la leche materna con la leche de vaca, observamos que la leche de la mujer es más rica en hidratos de carbono y grasa, y contiene menos proteínas.

¿Por qué molesta el abdomen cuando se está dando de mamar al recién nacido?

Estas dolencias son los famosos entuertos. Son dolores similares a las contracciones que se sufren cuando se inicia el parto. Se deben a que, con el estímulo de la succión, se activa la oxitocina que es la hormona encargada de producir las contracciones. Es un signo más de la sabia naturaleza, pues con la producción de contracciones tras el parto se consigue una disminución del sangrado postparto.

¿Cuál es la postura que mantienen la OMS y UNICEF frente a la lactancia materna?

Ambas organizaciones se esfuerzan por que el número de mujeres que opten por la lactancia materna sea cada vez mayor. Por eso, hace más de dos décadas, realizaron una declaración con las recomendaciones que se deberían tener en cuenta en todas las maternidades. Estas recomendaciones fueron aprobadas por el Parlamento español en diciembre de 1999 y se resumen en los diez puntos siguientes, denominados «diez pasos para un lactancia natural feliz»:

1. Disponer de una política por escrito relativa a la lactancia natural conocida por todo el personal sanitario.

2. Capacitar a todo el personal para llevar a cabo esta política.

3. Informar a las embarazadas de los beneficios de la lactancia natural y cómo realizarla.

4. Ayudar a las madres a iniciar la lactancia en la media hora siguiente al parto.

5. Mostrar a las madres cómo se debe dar de mamar al niño y cómo mantener la lactancia incluso si se han de separar eventualmente del niño.

6. No dar a los recién nacidos más que leche materna, sin ningún otro alimento o bebida, a no ser que esté médicamente indicado.

7. Facilitar la cohabitación de la madre y el hijo en las primeras 24 horas.

8. Fomentar la lactancia materna a demanda.

9. No dar chupetes a los niños alimentados al pecho.

10. Fomentar el establecimiento de grupos de apoyo a la lactancia materna y procurar que la madre se ponga en contacto con ellos.

Todos estos puntos deben tomarse en cuenta en los servicios obstétricos para promover las condiciones que favorezcan la lactancia materna en las horas siguientes al parto.

¿Hasta cuándo se puede mantener la lactancia materna?

La OMS (Organización Mundial de la Salud) recomienda mantener la lactancia materna durante los dos primeros años, aunque el estilo de vida que hoy se sigue es, realmente, incompatible con esta premisa. Hay estudios que demuestran que el 75% de las mujeres inician una alimentación natural; al cabo del segundo mes mantiene la lactancia materna el 39%; y, pasado el quinto mes, tan sólo el 10% continúa con ella. La disminución de la cantidad de leche al cabo del año es el factor detonante para abandonar este tipo de alimentación.

¿Debe seguir alguna dieta especial la mujer que está amamantando a su hijo?

La dieta debe ser rica y variada en principios minerales, vitaminas y abundante en líquidos. La lactancia no es el mejor momento para iniciar una dieta de adelgazamiento, pues aquella mujer que mantenga la lactancia va a disminuir de manera más rápida los depósitos de grasa obtenidos durante el embarazo. La mujer que lacta suele requerir un aporte extra de hierro porque el aportado en la dieta suele ser insuficiente. La siguiente tabla presenta los requerimientos de la mujer que lacta en comparación con la mujer embarazada y la no embarazada, realizada por el National Research Council de Estados Unidos.

Nutriente	No embarazada	Embarazada	Lactancia
Kilocalorías	2.200	2.500	2.600
Proteínas (g)	55	60	65
Vitamina A (mg)	800	800	1.300
Vitamina D (mg)	10	10	12
Vitamina E (mg)	8	10	12
Vitamina K (mg)	55	65	65
Ácido fólico (mg)	180	400	280
Vitamina C (mg)	60	70	95
Tiamina (mg)	1,2	1,5	1,6
Vitamina B_6 (mg)	1,6	2,2	2,1
Vitamina B_{12} (mg)	2,0	2,2	2,6
Calcio (mg)	1.200	1.200	1.200
Hierro (mg)	15	30	15
Fósforo (mg)	1.200	1.200	1.200
Magnesio (mg)	280	320	355

Estas proporciones están calculadas para una mujer no embarazada entre 15 y 18 años. El estado nutricional en que se encontrará la mujer una vez finalizada la lactancia dependerá sobre todo del tipo de dieta que haya seguido. Se deben ingerir cantidades abundantes de fruta, verduras y leche.

¿Es cierto que la mujer que mantiene una lactancia natural no puede quedarse embarazada?

La prolactina, hormona que permite la producción de leche, interfiere en el ciclo ovárico y provoca que la mujer no tenga reglas. Sin embargo, aun en ausencia de reglas, puede ovular y tener otro embarazo. La ovulación se origina según la duración y la intensidad del amamantamiento. Si la mujer lacta, la ovulación se produce aproximadamente al cabo de 190 días; en caso contrario, suele ovular a los 75 días. Se cree que para evitar la ovulación se debe realizar lactancia natural exclusivamente, un número mínimo de siete tomas diarias (manteniendo una toma nocturna), donde el bebé esté dos horas succionando de manera efectiva. Cuando se cumplen todos estos requisitos, y no se observa regla alguna, se estima que la protección frente a un nuevo embarazo durante los seis primeros meses es del 98%.

¿Qué métodos anticonceptivos se pueden utilizar durante la lactancia materna?

Los preservativos constituyen el método anticonceptivo más empleado en los meses siguientes al parto. Durante el reinicio de las relaciones sexuales suele ser aconsejable el uso de lubricantes (siempre de base acuosa) para facilitar el coito, pues frecuentemente la mujer sufre molestias vaginales. Para colocar un DIU (dispositivo intrauterino) se recomienda esperar al menos dos meses. Este tiempo es necesario para disminuir las complicaciones de su uso, y porque el tamaño del útero no es aún el adecuado. Este tipo de método anticonceptivo no interfiere en la lactancia. La «píldora» o anticonceptivo oral debe ser prescrita por un médico, puesto que no todos están permitidos en la lactancia debido a que interfieren en la producción y composición de la leche. Los métodos definitivos, como la vasectomía o la ligadura de trompas, son siempre una posibilidad que se puede plantear tras el parto.

¿Puede la mujer facilitar el incremento de producción de leche?

La Sociedad de Ginecología y Obstetricia de nuestro país ha establecido una serie de maniobras que son las siguientes:
- Extracción de la leche de forma frecuente, amamantando al niño a demanda un mínimo de 8 a 12 veces/día.
- Se procurará el máximo vaciamiento en cada toma.
- Aplicar calor húmedo en las mamas 3 a 5 minutos antes de cada toma o extracción.
- Dar un masaje suave en las mamas antes y durante la toma.
- Estimular suavemente el pezón y la areola.
- Recurrir a técnicas de relajación durante el amamantamiento o la extracción de leche (ambiente agradable, respiración profunda, música...).
- Anotar la frecuencia de tetadas o extracciones artificiales.

El incremento en la producción de la leche debe hacerse manifiesto de los 4 a los 7 días de haber aplicado estas medidas.

¿Qué influye en el mantenimiento de la lactancia natural?

Influyen muchos factores, desde aspectos físicos, relacionados con la técnica de amamantamiento, hasta psicológicos. El estado emocional de la madre es una de las causas que más influyen en el abandono de la lactancia. La mujer debe estar tranquila y descansada. La dieta es muy importante; debe ser rica y variada, con abundante ingesta de líquidos (tres litros y medio diarios), y evitar picantes o especias, el tomate, la cebolla y los excitantes. Si no toma productos lácteos debe suplementar la dieta con calcio. Se deben evitar los chupetes o las tetinas para provocar una mejor la succión del pezón. Conocer el comportamiento normal de los recién nacidos y lactantes favorece la actitud de la familia frente a la alimentación y su relación con el llanto o la irritabilidad del bebé.

¿Por qué algunas mujeres no consiguen mantener una buena lactancia materna?

A veces, tras haberse iniciado la lactancia no pudo mantenerse por falta de leche. Éste es el síndrome de insuficiencia de producción láctea. En este caso, el lactante no tendrá incremento adecuado de su peso, por lo que habrá que recurrir a la lactancia artificial. La causa más frecuente es el dolor en la mama, originado tal vez por grietas en el pezón, ingurgitación mamaria excesiva o infección. Otra causa es que la madre sufra estrés o ansiedad moderada, al influir sobre los niveles de oxitocina imprescindibles. Por otro lado, determinados medicamentos pueden provocar disminución en la producción de leche.

¿Puede influir el tamaño de la mama en la futura lactancia? ¿Y el hecho de tener los pezones planos?

No se puede predecir antes del parto si la mujer va a ser capaz de producir la cantidad suficiente de leche. Aunque en ocasiones los pezones planos o invertidos puedan provocar un mayor trabajo, se sabe que el pezón juega un papel pasivo en la lactancia. En estos casos hay que utilizar sacaleches eléctricos.

En el caso de haberse operado de las mamas, ¿existe menos probabilidad de poder amamantar al bebé?

En este caso no se puede asegurar una lactancia adecuada puesto que dicha cirugía altera las estructuras del tejido mamario. Si se han colocado implantes de silicona no existe ningún estudio que refleje que la silicona establezca un riesgo para el bebé. La extirpación de tumores benignos (fibroadenomas) en la mama antes del embarazo no suele ser un problema.

¿Cuáles son las contraindicaciones para la lactancia?

Las causas que contraindican la lactancia pueden provenir de la madre o del bebé. Que esté contraindicada por el bebé es una razón muy infrecuente; sólo se produce en caso de raras enfermedades metabólicas. Las contraindicaciones ocasionadas por la madre son las siguientes:

• Enfermedades cardíacas graves. A las mujeres que las sufren puede que les resulte imposible amamantar, ya sea por el esfuerzo o por determinados fármacos de su tratamiento.

• Enfermedades infecciosas. La única contraindicación absoluta es que la madre padezca una infección por el VIH. Si sufre una hepatitis B activa no está contraindicada, siempre que el bebé haya recibido vacunación y la gammaglobulina apropiadas. En cuanto a la hepatitis C, está en discusión si se debe prohibir la lactancia. Para tomar una resolución se debe evaluar la gravedad del cuadro infeccioso y el tipo de tratamiento requerido.

• Tumores malignos. Toda mujer diagnosticada de cáncer debe interrumpir la lactancia natural puesto que puede ser perjudicial para el pronóstico de la enfermedad. En caso de que la madre hubiera tenido un tumor que esté en remisión, la lactancia materna no está contraindicada.

• Enfermedades neurológicas. Las diagnosticadas de epilepsia y que sigan tratamiento pueden dar el pecho. A veces, estos fármacos provocan una disminución en la succión del bebé, por lo que la alimentación debe ser complementada con biberón. En el caso de la *miastenia gravis*, que es una enfermedad neurológica, la lactancia materna está contraindicada.

• Trasplantes de órganos. Estas mujeres podrán dar o no el pecho a sus hijos según el tratamiento que sigan.

• Mujeres consumidoras de drogas y alcohol. Este grupo de mujeres deberá excluir la lactancia materna.

• Mujeres en tratamiento farmacológico. En estos casos lo mejor es consultar con el médico si conviene o no mantener la lactancia. Pocos medicamentos comúnmente utilizados son incompatibles con la lactancia.

¿Qué efecto tiene sobre la lactancia el uso de chupetes o tetinas?

Se deberá prescindir de los chupetes siempre que sea posible. Cuando se da el chupete se hace a menudo para calmar al bebé, y no

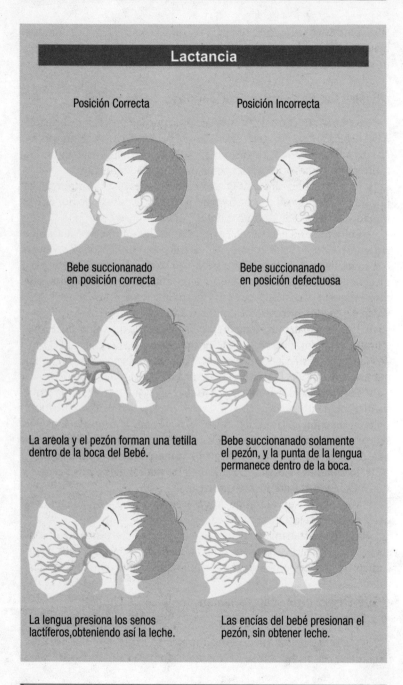

Lactancia

Posición Correcta

Posición Incorrecta

Bebe succionanado en posición correcta

Bebe succionanado en posición defectuosa

La areola y el pezón forman una tetilla dentro de la boca del Bebé.

Bebe succionanado solamente el pezón, y la punta de la lengua permanece dentro de la boca.

La lengua presiona los senos lactíferos,obteniendo así la leche.

Las encías del bebé presionan el pezón, sin obtener leche.

para proporcionarle comida: pues bien, se ha observado que estos niños realizarán menor número de tomas al día. Cuando un bebé succiona el chupete lo hace de forma diferente a como toma el pezón, por lo que cuando se habitúa a este movimiento anómalo provoca una disfunción motora en la cavidad oral que dificulta la apertura de la boca para realizar un correcto acoplamiento con el pecho. El tiempo que el bebé está succionando el chupete es tiempo que no está estimulando el pezón, por lo que no habrá un estímulo adecuado para mantener la producción de leche. Estos niños no conseguirán una lactancia materna prolongada; por eso se recomienda que en caso de utilizar el chupete, éste se emplee cuando la lactancia esté bien establecida.

El mismo efecto negativo tienen las tetinas y los biberones, porque, al parecer, el bebé tiene que realizar menor esfuerzo para succionar de un biberón. Los pediatras recomiendan el uso de un vaso o jeringa en el caso de que sea necesario emplear suplementos de la leche materna.

¿Cómo se amamanta correctamente? ¿Cuál es la técnica adecuada?

Se debe buscar un lugar tranquilo, sin ruidos y sin todo aquello que pueda molestar a la madre o al bebé. Muchas mujeres, sobre todo mayores, creen que la madre debe saber de forma innata cómo amamantar a su hijo; pues bien, la lactancia natural, como casi todo en la vida, requiere un aprendizaje. La idea principal que debe tener la madre es que la lactancia natural constituye una alimentación a demanda. El problema es que la comunicación con un recién nacido no es fácil, y hay que reconocer en los gestos y muecas cuándo tiene hambre. El bebé suele expresarlo cuando se lleva las manos a la boca o se estira con un bostezo, a la vez que mueve los brazos. A menudo hace movimientos de succión al aire.

Los primeros días después del parto, el bebé suele realizar unas seis tomas diarias, que en días sucesivos pueden llegar a diez. Al cabo de dos o tres meses comenzará a espaciar las tomas nocturnas.

En cuanto a la postura, debemos insistir en que es muy importante para el establecimiento de una lactancia materna prolongada y para evitar molestias innecesarias a la madre. La clave está en conseguir el acoplamiento más correcto entre el pecho y el niño.

Como ya se ha comentado anteriormente, el pezón tiene un papel pasivo en la lactancia, por lo que la boca del niño debe abarcar más allá del mismo. La posición correcta para amamantar consiste en que la boca del bebé esté muy abierta, con la barbilla y la nariz junto al pecho –así puede respirar mientras lacta– y los labios evertidos, lo que deja visible poca área de la areola. El bebé que tome solamente el pezón y esté separado del pecho no conseguirá una succión adecuada ni la suficiente cantidad de leche. Para conseguir este acoplamiento basta con estar sentada, en una butaca amplia y con brazos, abrazando al bebé, o tumbada en la cama con el niño puesto lateralmente.

En cualquier caso, todas las dudas que presente respecto a la técnica de amamantar a su hijo debe comentarlas con los especialistas.

¿Qué cuidados debe tener la madre tras dar el pecho?

La higiene debe ser la norma que gobierne los cuidados de la mama durante la lactancia. La mujer debe lavarse con cuidado, evitando jabones que produzcan irritación y sequedad cutánea. La humedad del pezón provoca grietas e infecciones posteriores; para evitarlo puede colocarse almohadillas especiales en el sujetador, que cambiará regularmente. Los pezones se deben secar al aire o con un secador de pelo de manera muy tenue.

¿Cuáles son los problemas que se pueden presentar en las mamas a lo largo de la lactancia?

La causa de las molestias suele ser una mala técnica de amamantamiento. En la primera fase de la lactancia podemos encontrar los siguientes problemas:

• Ingurgitación mamaria: se produce cuando el vaciamiento con las repetidas tomas no llega a ser completo y provoca inflamación dolorosa en los pechos. Este problema suele aparecer entre el segundo y el quinto día posterior al parto. La ingurgitación de las mamas provoca tensión excesiva en toda la mama. Puede aplicarse calor seco para favorecer una mejor succión, para aumentar el vaciado. Si esto no es suficiente, se puede recurrir a los sacaleches.

• Grietas en el pezón: nuevamente, la causa principal suele ser una postura incorrecta cuando se amamanta. Si el bebé, en lugar de tomar todo el pezón y gran parte de la areola, toma solamente el pezón, produce grietas y dolor. El correcto acoplamiento de la boca del niño con el pezón es tan importante, que la madre, aun cuando tenga grietas, si consigue una buena postura no sufrirá dolor en las mamas. Por otro lado, el abuso de las cremas y de los lavados de las mamas puede provocar un deterioro de las defensas naturales del pezón y ocasionar lesiones.

• Pezón unilateral doloroso: esta molestia suele ocurrir cuando existe infección provocada por unos hongos llamados cándidas. Basta con realizar un correcto tratamiento para la madre y para el bebé, que presenta la infección en la cavidad oral.

Otros problemas suelen aparecer cuando la lactancia materna está establecida, y algunos necesitan tratamiento antibiótico adecuado para su resolución. Son los siguientes:

• Mastitis: es una inflamación que habitualmente afecta a una sola mama. Se localiza en una zona muy delimitada de la mama y su tratamiento consiste en la aplicación de antibióticos y el correcto vaciamiento de la mama. Se debe comenzar la toma por la mama afectada y variar la postura del bebé de acuerdo con el lugar donde se localice la inflamación mamaria. Nunca debe suspenderse la lactancia.

• Absceso mamario: es la evolución de una mastitis no tratada de forma correcta. La mama se torna enrojecida, caliente y con una zona muy endurecida y dolorosa que fluctúa sobre el resto del tejido mamario. El tratamiento, en este caso, consiste en pasar por el quirófano para realizar un drenaje del absceso.

RECUERDE

• No existe mejor alimento que la leche materna. Ninguna leche artificial, por muy completa que sea, consigue alcanzar sus exclusivos componentes.

• Si comparamos la leche materna con la leche de vaca, observamos que la de la mujer es más rica en hidratos de carbono y grasa, y tiene menos proteínas. La porción final de cada toma contiene mayor proporción de grasas.

• La actitud correcta para amamantar consiste en que la boca del bebé esté muy abierta, con la barbilla y la nariz junto al pecho –así puede respirar mientras lacta– y los labios evertidos, lo que deja poca área de la areola visible.

• La única contraindicación absoluta de la lactancia natural por una enfermedad infecciosa es que la madre padezca una infección por el VIH.

• Cuando un bebé succiona el chupete lo hace de forma diferente a como toma el pezón, por lo que cuando se habitúa a este movimiento anómalo provoca una disfunción motora en la cavidad oral que dificulta la apertura de la boca para realizar un correcto acoplamiento con el pecho materno.

SABÍA USTED QUE...

- La mujer que amamanta recupera antes su peso previo por una mayor pérdida de los depósitos de grasa acumulados a lo largo del embarazo.
- La porción de leche final de una toma tiene mayor contenido en grasa y es más alimenticia que la leche del resto de la toma. Si se consigue que el bebé tome esta leche, tendrá mayor sensación de saciedad y se podrán espaciar más las tomas.
- Existe una normativa que prohíbe la publicidad de los preparados para lactantes y la distribución de muestras de dichos preparados. Está recogida en el Real Decreto 1408/1992 (BOE de 13 enero de 1993), en la cual queda también recogida la obligación de ofrecer una información objetiva y real a los padres sobre la alimentación de los lactantes.
- Los niños alimentados con leche materna tienen menor riesgo de padecer neumonías, meningitis, infecciones urinarias y diarrea en su época de lactante. Los prematuros que son amamantados suelen tener mejor evolución. Otros autores afirman que estos niños tienen mejor coeficiente intelectual, y se los asocia con un menor riesgo de alteraciones alimentarias en su época adulta.
- La mujer invierte cerca de 1.000 kilocalorías en producir un litro de leche durante la lactancia.
- El uso prolongado del chupete, más allá de los dos primeros años, puede provocar la aparición de caries, e incluso deformaciones en la cavidad bucal.
- El alcohol puede alterar el olor y el sabor de la leche materna y provocar el rechazo del pecho por parte del bebé. Así mismo, el tabaco tiene un efecto negativo sobre la lactancia, independientemente de que sea la mujer la que fume o los de su entorno familiar.
- La leche de las diabéticas es algo más dulce que la de las no diabéticas. Nos referimos a las mujeres que son diabéticas antes del embarazo, no aquellas que han sido diagnosticadas durante el embarazo. Estas mujeres pueden amamantar a sus bebés igual que cualquier otra, pero para facilitar esto, deben mantener controlados los niveles de azúcar en su sangre, a fin de evitar complicaciones maternas posteriores.

GLOSARIO Y DATOS DE INTERÉS

Aborto. Finalización de la gestación antes de la semana 22.

Altura uterina. Medida de lo que ocupa el útero en la cavidad abdominal a lo largo del embarazo.

Amenaza de parto pretérmino. Contracciones de parto o modificaciones en la exploración antes de la semana 37.

Amniocentesis. Técnica a través de la cual se recoge líquido amniótico que rodea al bebé para su estudio. La mayoría es para la investigación de los cromosomas. Se realiza a través del abdomen materno.

Analgesia epidural. Tipo de analgesia regional que consigue hacer desaparecer el dolor de las contracciones a través de una punción en la espalda.

Biopsia corial. Método diagnóstico que consiste en extraer tejido de la placenta.

Blastocito. Embrión compuesto entre 30 y 200 células, sin implantarse aún en la pared uterina.

Cesárea. Intervención quirúrgica por la cual se extrae al feto realizando una incisión en el útero.

Conocer el sexo del feto. A veces se consigue en torno la semana 16, pero con mayor seguridad mediante la ecografía de la semana 20.

Depresión postparto. Enfermedad psiquiátrica grave que surge durante el puerperio y que necesita un tratamiento específico.

Diabetes gestacional. Problemas de hiperglucemia durante el embarazo.

Dinámica uterina. Contracciones propias del proceso del parto.

Duración normal del embarazo. Se considera normal hasta las 42 semanas.

Ecografía. Método que utiliza los ultrasonidos para visualizar al feto en el interior del útero materno.

Edad gestacional. Es el tiempo de embarazo en que está una gestante.

Embarazo de riesgo. Gestación que, por sus características, presenta más riesgo de sufrir complicaciones a lo largo del embarazo y parto.

Embarazo ectópico. Se localiza fuera de la cavidad uterina, lo más frecuente en las trompas de Falopio.

Embrión. Resultado de la fecundación, período que corresponde hasta la semana 12 de gestación.

Entuertos. Dolores abdominales, similares a las contracciones, pero que se observan los primeros días después del parto. Su función: disminuir la hemorragia puerperal.

Episiotomía. Incisión que se realiza en el periné de la mujer en el momento del expulsivo para que no sufra desgarros mayores.

Fecha de la última regla. Es el dato a partir del cual se calcula la edad gestacional, si bien puede ser rectificada por la ecografía del primer trimestre. Se calcula a partir del primer día de sangrado de la última regla.

Fecha probable de parto. Se puede calcular sumando 7 al día de la última regla, y restando 3 al mes de la última regla.

Feto. Producto de la concepción desde la semana 12 de gestación hasta su nacimiento.

Fiebre. Temperatura >38 °C.

Funiculocentesis. Prueba que consiste en pinchar el cordón umbilical para el estudio de la sangre o realizar tratamiento fetal intraútero.

Gemelos bicigóticos. Son aquellos que derivan de dos óvulos diferentes, por lo que son físicamente distintos.

Gemelos monocigóticos. Son gemelos idénticos, debido a que se originaron de un óvulo que en las primeras fases del desarrollo se dividió en dos.

Gestante. Embarazada.

Hierro. Mineral imprescindible para la producción de hemoglobina, componente de los glóbulos rojos.

IMC. Índice de masa corporal [peso (kg)/altura^2 (cm)].

Inducción del parto. Provocación del parto a partir de preparados farmacológicos.

Legrado. Intervención quirúrgica mediante la cual se evacuan los restos abortivos.

Líquido amniótico. Líquido que rodea al feto desde que se localiza en el seno materno.

Maduración pulmonar fetal. Este proceso se produce en la semana 34 de gestación.

Movimientos del bebé. Se pueden llegar a sentir a partir de la 17 semana, pero lo normal es alrededor de la 22.

Multigesta. Mujer que ha estado embarazada veces anteriores, sin embargo no implica que haya conseguido tener partos.

Multípara. Mujer que ha tenido varios partos.

Nuligesta. Mujer que nunca ha estado embarazada.

Obstetra. Médico especializado en el seguimiento del embarazo.

Óvulo. Fecundación del oocito.

Oxitocina. Hormona que provoca contracciones uterinas.

Parto abdominal. Cesárea.

Parto vaginal. El que termina sin realización de cesárea, a través del canal del parto natural.

Patología. Situación anormal dentro de un proceso fisiológico.

Período de dilatación. Espacio de tiempo en que la mujer consigue llegar a una dilatación de 10 cm del cuello del útero.

Período del alumbramiento. Tras el parto, cuando sale la placenta.

Período expulsivo. Momento del parto en que nace el bebé.

Placenta. Órgano que sirve para administrar los nutrientes al feto desde la madre.

Placenta previa. Placenta localizada ocluyendo el orificio cervical interno, previa a la presentación del feto.

Preeclampsia. Hipertensión asociada al embarazo.

Primigesta. Mujer que está embarazada por primera vez.

Primípara. Mujer que va a tener su primer parto.

Pródromos de parto. Contracciones y exploración que no alcanzan a ser de trabajo de parto propiamente dicho, pero que van preparando al cuello para el parto.

Prueba de sobrecarga oral de glucosa. Prueba que diagnostica una alteración en el manejo de la glucosa en el embarazo. Se realiza con 100 g de glucosa.

Puerperio. Período que transcurre después del parto. Puerperio precoz: dos horas; tardío: hasta seis semanas después del parto.

Rubéola. Enfermedad infecciosa provocada por un virus que puede ser causa de problemas muy graves en el neonato.

Síndrome de Down. Alteración cromosómica que consiste en la existencia de tres cromosomas 21.

Tapón mucoso. Material de aspecto gelatinoso y compacto que se localiza en el cuello uterino y se expulsa en las últimas semanas de gestación.

Test de O'Sullivan. Prueba de detección de alteraciones de la glucosa. Se suele realizar entre las semanas 24 y 28.

Tocólogo. Médico especializado en el seguimiento del embarazo.

Toma vagino-rectal del tercer trimestre. Se realiza un cultivo de estas zonas para conocer si existe el estreptococo B, para prevenir infecciones neonatales durante el parto.

Toxoplasmosis. Enfermedad infecciosa transmitida generalmente por gatos y provocada por un parásito.

Varicela. Enfermedad infecciosa muy contagiosa que puede afectar al desarrollo del embrión y causar problemas postnatales.

BIBLIOGRAFÍA

BAJO ARENAS, J. M.: *Ultrasonografía obstétrica*, Editorial Marban, 2000.

COPELAND, L.: *Ginecología*, Editorial Panamericana, 1998.

Documento de Consenso, S.E.G.O., Editorial Meditex, 1998.

Documento de Consenso, S.E.G.O., Editorial Meditex, 1999.

Documento de Consenso, S.E.G.O., Editorial Meditex, 2000.

Documento de Consenso, S.E.G.O., Editorial Meditex, 2001.

FARRERAS, P.: *Medicina interna*, Editorial Mosby, 1995.

GABBE, S.: *Obstetricia*, Editorial Marban, 2000.

GONZÁLEZ-MERLO, J.: *Obstetricia*, Editorial Masson, 1994.

Grupo Entheos, 2001.

LAGMAN, S.: *Embriología médica*, Editorial Panamericana, 1986.

LOMBARDÍA, J.: *Guía práctica en ginecología y obstetricia*.

MOORE, K.: *Embriología clínica*, Editorial McGraw-Hill Interamericana, 1999.

SPEROFF, L.: *Endocrinología ginecológica e infertilidad*, Editorial Waverly Hispánica, S.A., 2000.

WILLIAMS, J.: *Obstetricia*, Editorial Panamericana. 1998.

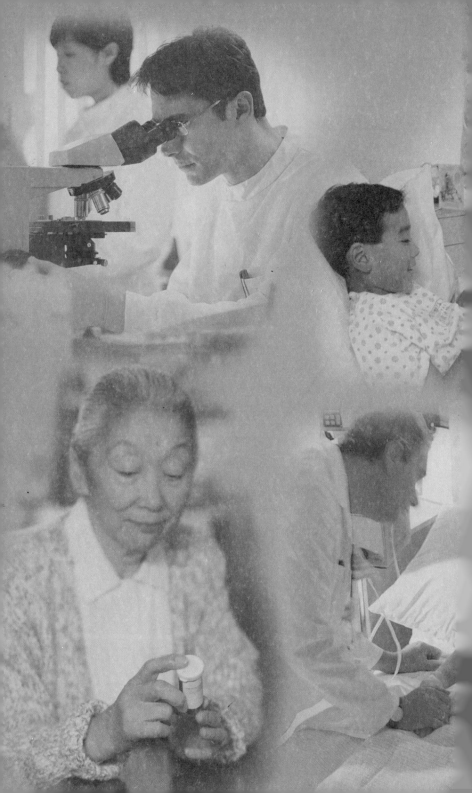